Iris Anna Otto • Schepper

OMNIBUS

DIE AUTORIN

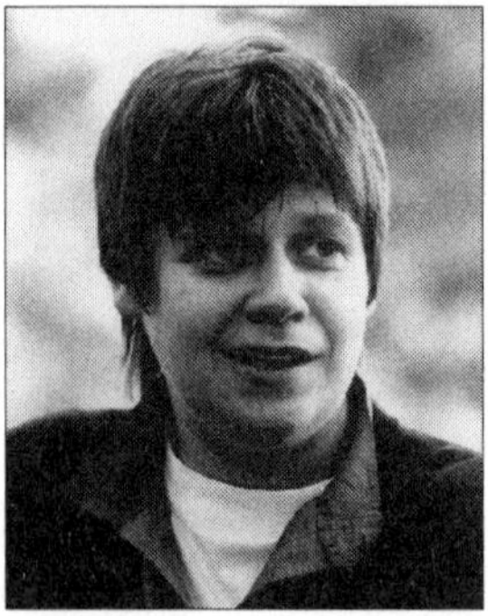

Foto: © Brigitte Friedrich

Iris Anna Otto, geboren 1953 in Herne, studierte Religionswissenschaft und arbeitete zunächst als Lektorin, bevor sie sich 1987 ganz dem Schreiben zuwandte. Für ihre Arbeiten wurde sie u. a. mit dem Georg-Christoph-Lichtenberg-Preis ausgezeichnet.

Iris Anna Otto

Schepper

Illustrationen von
Edda Skibbe

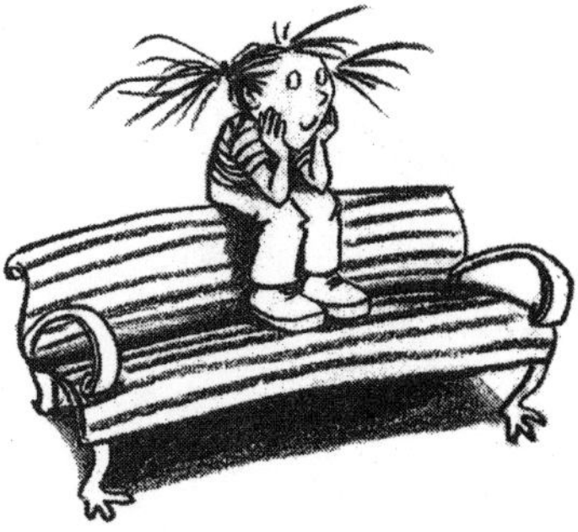

OMNIBUS

Band 20876

OMNIBUS

Der OMNIBUS
Taschenbuchverlag
gehört zu den Kinder- &
Jugendbuch-Verlagen
in der Verlagsgruppe
Random House
München Berlin
Frankfurt Wien Zürich

Umwelthinweis:
Dieses Buch wurde auf chlorfrei gebleichtem Papier gedruckt.

Erstmals als OMNIBUS Taschenbuch April 2002
Gesetzt nach den Regeln der Rechtschreibreform

Umschlagbild und Innenillustrationen: Edda Skibbe
Umschlagkonzeption: Klaus Renner
go · Herstellung: Peter Papenbrok
Satz: Uhl + Massopust, Aalen
Druck: Clausen & Bosse, Leck
ISBN 3-570-20876-1
Printed in Germany

www.omnibus-verlag.de

10 9 8 7 6 5 4 3 2 1

Mit der Tür ins Haus

Scheppers richtiger Name ist Friederich Karl Julius Herrmann August Sebastian Max. Jedenfalls behauptet Schepper das. Ob es stimmt? Manchmal denke ich, dass Schepper ein bisschen übertreibt.

Erkläre ich, dass kein Mensch sieben Vornamen hat, sagt Schepper, sein Vater hätte sogar sieben mal sieben Vornamen besessen, nämlich: Eduard Egon Erwin Emil Emanuel Erich Ewald Gottlob Gustav Georg Günter Gabriel Gisbert Gulliver Ingomar Jakob Iwan Johannes Isidor Joachim Isaak Leonhard Ludewig Konrad Kurt Kasimir Lothar Lutz Martin Maria Marx Michael Moritz Meinolf Mücke Paul Ottokar Parmesan Omega Petroleum Ottfried Pavarotti Theodor Ulf Viktor Willibald Xaver Ypselklaus Zack. Kein Wunder, sagt Schepper, dass die Suppe regelmäßig mit einer Erkältung ins Bett musste, wenn seine Mutter endlich damit fertig war, ihren Mann zum Mittagessen zu rufen. Und trotzdem hätten alle Familienmitglieder dem Schicksal täglich auf

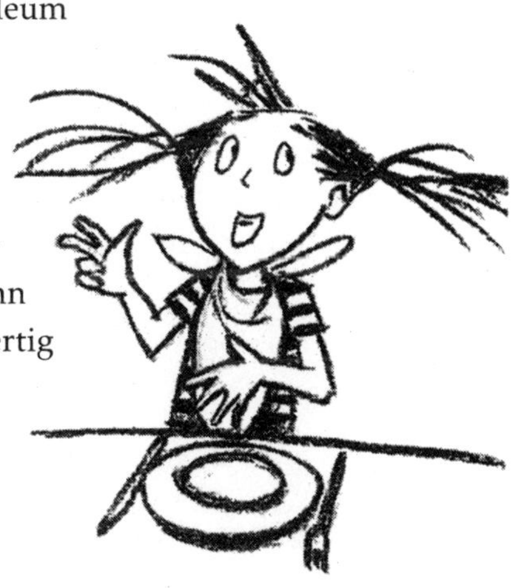

Knien dafür gedankt, dass es den Vater mit gerade mal neunundvierzig Vornamen ausgestattet hatte. Es hätte nämlich noch ganz anders kommen können. Bei seinen Großeltern, erzählt Schepper, wären selbst die kalten Platten erfroren, weil der Großvater es auf sage und schreibe sieben mal sieben mal sieben, das sind dreihundertdreiundvierzig Vornamen, brachte.

Auch wenn Schepper also bloß kurz und bündig Friederich Karl Julius Herrmann August Sebastian Max heißt, eine echte Sparmaßnahme seiner Familie, wie ich zugeben muss, hat er sich inzwischen daran gewöhnt, dass er für mich einfach Schepper ist, mein Freund Schepper.

Wer Schepper überhaupt ist?

Ein bisschen anders ist er schon als die Leute, die man normalerweise so trifft. Und anfangs hatte ich sogar Angst vor ihm. Ich wollte nicht von ihm träumen und doch ist es immer wieder passiert!

Warum das so war? Wie ich Schepper kennen gelernt habe und wie wir Freunde wurden?

Ach ja, ich sollte mir wirklich angewöhnen, meine Geschichten von vorne zu erzählen! Immer fange ich mittendrin an und dann gucken alle mit Augen wie Käseräder, so groß.

Papa sagt, ich würde andauernd mit der Tür ins Haus fallen. Aber das mache ich natürlich nicht. Wenn einer so etwas tut, dann ist es Schepper.

Ich komme durch die Tür nach Hause und sage: »Ich rieche Menschenfleisch.«

Und Mama sagt: »Gar nicht wahr, du riechst Pizza mit Zwiebeln und Schinken.«

Und dann, beim Essen, erzähle ich Mama, dass wir heute in der Schule über das Märchen vom Teufel mit den drei goldenen Haaren gesprochen haben. Der kam nämlich von der Arbeit nach Hause in die Hölle und sagte zu seiner Großmutter: »Ich rieche Menschenfleisch.« Und sie hat ihn betuppt und gesagt, es wäre bloß ein Kaninchenbraten oder so etwas Ähnliches. Sie hat dem Teufel den Rücken gekrault, bis er eingeschlafen ist, und dann hat sie ihm die goldenen Haare ausgerissen. Jedes Mal, wenn sie ihm ein Haar ausgerupft hatte, ist der Teufel aufgewacht und war stinksauer. »Was machst du da?!«, hat er gebrüllt. Und seine Oma hat gesagt: »Reg dich nicht auf, es war bloß ein Versehen, ich war so in Gedanken.« Und dann hat sie ihm eine Frage gestellt. Und weil der Teufel hundemüde war und unbedingt weiterschlafen wollte, hat er ihr die Antworten auf ihre Fragen verraten.

»Aha«, sagt Mama.

»Die Großmutter vom Teufel wollte die goldenen Haare und die Antworten nicht für sich haben, sondern für den Typen, den sie in der Hölle versteckt hatte«, erkläre ich weiter. »Menschenfleisch, der Teufel hat Menschenfleisch gerochen, weil der Typ da war.«

»Was für ein Typ?«, fragt Mama.

»Irgend so ein Junge«, sage ich, »es war 'ne Mutprobe.«

Mama lacht: »Hier bist du nicht in der Hölle, ich habe niemanden vor dir versteckt und im Backofen ist tatsächlich eine Pizza mit Zwiebeln und Schinken.«

Damit ist die Sache für Mama erledigt. Dabei könnte sie noch viel mehr Fragen stellen: Worum es bei der Mutprobe überhaupt ging? Was der Junge vom Teufel wissen wollte? Wie er den Weg in die Hölle gefunden hat? Ob er Angst hatte? Und wie er die Teufelsoma rumgekriegt hat, damit sie ihn nicht verrät, zum Beispiel.

Manchmal wundere ich mich, warum die Erwachsenen so wenige Fragen stellen. Ich meine richtige Fragen, nicht bloß die, ob man sich die Zähne geputzt hat und wie es in der Schule war.

Jetzt aber zurück zu Schepper. Um alles von Anfang an zu erzählen, muss ich ein bisschen ausholen …

Von alten Mänteln und unsterblichen Seelen

Es war an dem Tag, als die Neue in unsere Klasse kam, Sarah Lucia. Alle fanden sie toll, sogar Melanie, meine beste Freundin. Und das fand ich schon mal gar nicht toll. Weil Melanie nicht mal in der großen Pause Zeit für mich hatte. Mit den anderen hat sie Sarah Lucia umringt, als wäre Sarah Lucia das Christkind persönlich, das gerade auf die Welt gekommen war, um sich von Ochs und Esel bewundern zu lassen.

Ja, wäre Sarah Lucia mit einem Fallschirm aus dem Himmel auf unseren Schulhof gefallen, ich hätte verstanden, warum alle das Ereignis so aufregend fanden. Hätte sie sich als ausgewachsenes Wunderkind vom Klapperstorch persönlich einfliegen lassen, das wäre auch okay gewesen.

Aber sie kam an der Seite von Frau Kaufmann durch die Tür in unser Klassenzimmer. Blablabla, sagte Frau Kaufmann, das ist Sarah Lucia. Sie kommt aus Sizilien, seid alle nett zur ihr.

Andere kommen aus der Türkei, aus Afrika und Südamerika, und deshalb macht keiner einen Kopfstand. Bei Sarah Lucia war das anders, weil Frau Kaufmann auch noch erzählte, dass Sarah Lucias Eltern berühmte Künstler wären, die gerade eine Weltreise machten. Da glaubten natürlich alle, dass Sarah Lucia die bisher geheim gehaltene Tochter von Michael Jackson ist, oder so etwas Ähnliches. Der blöde Benni ließ sich sogar ein Autogramm von ihr geben.

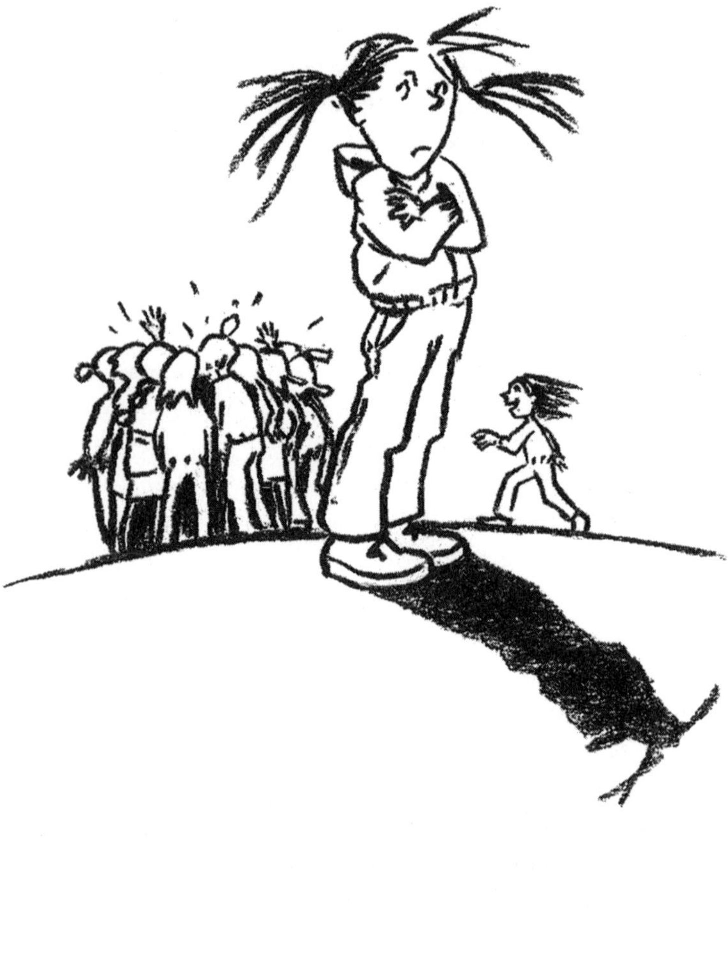

Als ich nach der Schule vor unserer Haustür stand, wurde der Tag nicht besser. Ich wäre froh gewesen, hätte ich, Simsalabim, einfach mit der Tür nach innen fallen können. Dreimal hatte ich schon geklingelt, doch keiner machte auf.

Eine Weile habe ich draußen auf den Treppenstufen gesessen, aber es war kalt und langweilig. Ich habe noch mal und noch mal geklingelt. Ob Mama beim Einkaufen die Frau von unserem Bundeskanzler getroffen hatte? Die hatte ein Kochbuch geschrieben und war dafür im Fernsehen gelobt worden. Wahrscheinlich ließ sich Mama gerade ein Autogramm von ihr geben, mit blauem Filzschreiber auf eine Schweinshaxe.

Mit dem Autogramm drauf würde Mama die Schweinshaxe natürlich nicht kochen. Wohin damit? Hinter der Glastür unserer Wohnzimmerschrankwand könnte sie nicht lange liegen. Nach drei Tagen würde das Schweinebein stinken. Schimmelschlieren zögen sich über die berühmten Filzschreiberkrakel.

Hoffentlich kommt Mama nicht auf die Idee, unseren Kühlschrank zum Museum zu machen, dachte ich. Wir bekämen nur noch Essen aus Konserven, aber im Kühlschrank leuchteten grüne, rote und blaue Lämpchen, wenn man seine Tür öffnete und einen andächtigen Blick auf das Autogramm warf.

Als ich so an den Kühlschrank und das Eisbein dachte, wurde mir kalt. Um mich aufzuwärmen, hüpfte ich ein bisschen auf den Pflastersteinen herum. Ich schloss eine Wette mit mir ab: Wenn ich dreizehn Hüpfer auf einem Bein schaffen würde, ohne dabei auf einen Spalt zwischen zwei

Steinen zu treten, würde Mama gleich kommen. Dann stand sie nicht in einer Schlange von Autogrammjägern, sondern bloß in einem Stau vor einer Kochbuchhandlung, der sich gerade auflöste.

Aber dann war es Papa, der an der Kapuze meines Anoraks zupfte. Ich kam mit beiden Füßen auf mehreren Ritzen zwischen allen möglichen Pflastersteinen zu stehen.

»Es ist etwas passiert«, sagte Papa.

»Wir haben eine Neue in der Klasse«, erzählte ich.

»Tante Emmi ist gestorben«, sagte Papa. »Mama hat sie gefunden, heute Morgen.«

»Wieso gefunden?«

»Tot vorgefunden«, sagte Papa, »das weißt du doch, Mama geht freitags immer zu Tante Emmi, um ihr beim Putzen der Wohnung zu helfen. Mama hat Tante Emmi tot in ihrem Bett gefunden.«

»Wieso denn tot?«

Papa zuckte mit den Schultern. »Tante Emmi war schon sehr alt. Das musste ja mal passieren.« Er ging zur Haustür und schloss auf.

Ich folgte Papa. »Warum denn?«

»Weil sie alt war«, sagte Papa, »keiner lebt ewig.«

»Aber am Sonntag war sie noch nicht tot!« Hinter Papa kletterte ich die Treppenstufen hinauf.

»Am Sonntag hat Tante Emmi selbst nicht gewusst, dass sie jetzt tot sein würde«, sagte Papa. Er schloss unsere Wohnungstür auf.

»Merkt man das nicht, wenn man totgeht?«, fragte ich.

»Ich weiß nicht«, sagte Papa, »vielleicht.«

»Dann hat Tante Emmi es vielleicht doch gewusst!«

»Zieh deinen Anorak aus«, sagte Papa, »ich mache uns was zu essen.«

Es war komisch, an einem ganz normalen Wochentag mit Papa am Küchentisch zu sitzen und zu Mittag zu essen. Papa hatte einen Topf mit heißem Wasser auf den Tisch gestellt, in dem Würstchen schwammen, die innen noch ganz kalt waren.

»Willst du Senf?«, fragte Papa.

»Wo ist Mama?«, fragte ich.

Papa säbelte mit Mamas stumpfestem Messer Scheiben von dem Brot, das wir zum Trocknen für die Tiere im Park auf die Fensterbank gelegt hatten.

»Mama kümmert sich um Tante Emmi«, sagte er leise. »Und ich kümmere mich um dich.«

»Wenn Tante Emmi tot ist, warum muss Mama sich dann noch um sie kümmern?«, wollte ich wissen.

»Weil es viel zu erledigen gibt«, stöhnte Papa. »Herrgott noch mal, gibt es kein vernünftiges Messer in dieser Küche?«

»Dort in der Schublade«, antwortete ich, »und das frische Brot liegt da drüben im Kasten. Was gibt es denn alles zu erledigen?«

Papa stand auf und kramte in der Besteckschublade. »Willst du das wirklich wissen?«

»Klar«, sagte ich, »damit ich Bescheid weiß für später, wenn ihr mal tot seid.«

Papa drehte sich um und sah mich staunend an.

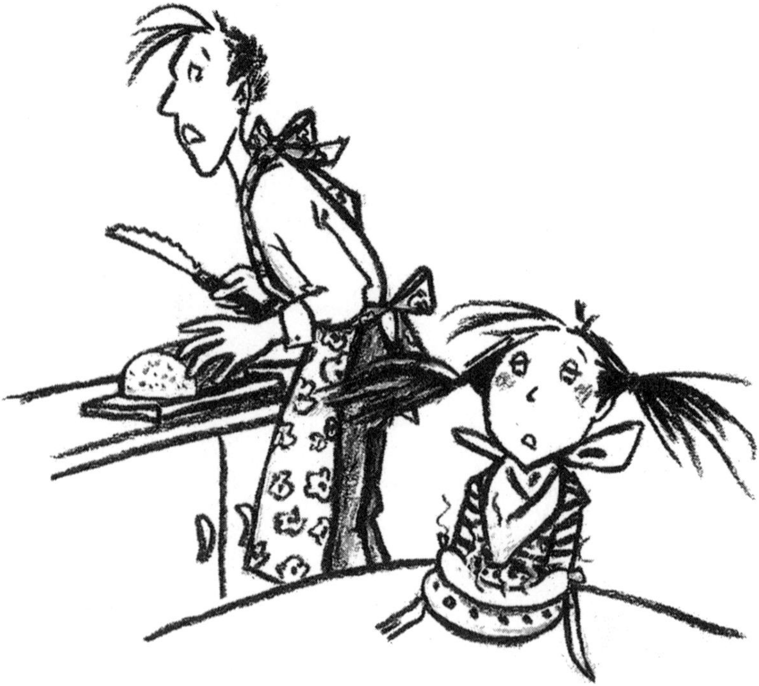

»Irgendwann, wenn ihr schon ganz alt geworden seid«, fügte ich hinzu.

Es dauerte ein bisschen, dann schob Papa die Schublade zurück. Er ging zum Kühlschrank und holte ein Bier. Als er sich wieder zu mir an den Küchentisch setzte, nickte er. »Na ja«, sagte Papa, »zuerst muss man einen Arzt holen, der den Totenschein ausstellt.«

Ich kannte Geldscheine und wusste, dass man einen Führerschein haben muss, wenn man ein Auto fahren will. Aber dass man zum Totsein einen Totenschein braucht, fand ich sonderbar. »Wozu das denn?«

»Für die Behörden«, erklärte Papa, »Standesamt, Versicherungen, Rentenkasse, was weiß ich! Ohne Totenschein gibt es keine Todesurkunde.«

Todesurkunden hatten bestimmt auch nichts mit den Urkunden zu tun, die ich von den Bundesjugendspielen her kannte. Ich starrte Papa erwartungsvoll an: »Wozu das denn?«

»Wozu? Wozu? Wozu?« Papa folterte das Würstchen auf seinem Teller mit Gabelstichen. »Damit die Ämter auch glauben, dass man gestorben ist. Die brauchen für alles Papiere.«

»Sie müssten bloß Mama fragen«, sagte ich. »Mama hat es doch mit eigenen Augen gesehen.«

»So einfach geht das nicht«, erwiderte Papa. »Mama könnte denen wer weiß was erzählen. Oder jemand könnte Tante Emmi was angetan haben.« Er sah mich mit schräg gelegtem Kopf an. »Du guckst doch ab und zu Krimis, oder?«

Ich legte meine Stirn in Dackelfalten und schnaufte tief durch. »Jeder guckt Krimis.«

»Also«, sagte Papa, »bevor der Arzt einen Totenschein ausstellt, überprüft er, ob es sich um einen natürlichen Tod handelt. Ein Messer im Rücken zum Beispiel spricht dagegen.«

»Was ist denn ein natürlicher Tod?«

»Zuerst wird man alt, dann krank, und dann stirbt man«, sagte Papa, »das ist ein natürlicher Tod.«

Natürlich oder nicht, an dem Freitag, als ich mit Papa in der Küche saß, konnte ich mir überhaupt nichts Richtiges unter Sterben und Tod vorstellen. Meine Ohren hatten gehört, was Papa gesagt hatte: Tante Emmi ist gestorben. Und obwohl ich den Satz immerzu wiederholte, blieb er bloß ein einfacher Satz in meinem Kopf. Mein Bauch meldete Hunger. Wenn jemand tot ist, den man gekannt hat, hat man keinen Hunger, dann ist man traurig, sagte mein Kopf. Das wiederum kümmerte meine Füße nicht, die ungeduldig unter dem Tisch hin und her schlenkerten.

Dann kam der erste Sonntag nach Tante Emmis Tod. Früher haben wir Tante Emmi an jedem Sonntagnachmittag besucht. Nicht, dass ich diese Besuche und das Kuchenessen, das dazugehörte, besonders spannend gefunden hatte, im Gegenteil, pottlangweilig waren die. Aber nun war es komisch, dass wir nicht hinfuhren. Stattdessen machten wir einen Spaziergang zum Friedhof. Mama zeigte Papa und mir die Stelle, wo Tante Emmi am folgenden Tag beerdigt werden sollte.

»Schön«, sagte Papa, »hier hat sie ein ruhiges Plätzchen.«

Schön fand ich es da überhaupt nicht. Neben einem aufgeschaufelten Lehmberg gähnte ein rechteckiges Loch in der Erde.

»Wo ist Tante Emmi eigentlich jetzt?«, fragte ich.

»Beim Bestatter«, antwortete Mama. »Er hat Tante Emmi in einen Sarg gebettet und morgen bringt er sie hierher.«

»Hat sie ein Kissen und eine Decke im Sarg?«, wollte ich wissen.

»Mmmh«, machte Mama.

»Sonst hast du immer das Bett für Tante Emmi bezogen«, stellte ich fest.

»Für die Toten ist der Bestatter da, das ist sein Beruf«, sagte Papa. »Die Brötchen kaufen wir schließlich auch beim Bäcker.«

Zuerst wird man alt, dann krank, dann stirbt man, und dann holt einen der Bestatter, dachte ich, als ich abends allein in meinem Zimmer war. Ich betrachtete die Kalenderfotos mit den lederhäutigen Gesichtern von Indianerhäuptlingen, die ich irgendwann mal an die Wand gepinnt hatte. Tante Emmi hatte auch so viele Falten und ihre Hände waren runzlig und fleckig. Die Indianer und Tante Emmi waren tot. Ich schloss die Augen und sah Mamas Gesicht. Die Fältchen um ihre Mund- und Augenwinkel kamen vom Lachen, nicht vom Altsein.

Warum musste ich jetzt an Erdbeeren denken?

Natürlich wegen Tante Emmi.

Für Tante Emmi waren Erdbeeren das Größte.

Ich hasse Erdbeeren.

Immerzu musste ich Erdbeerkuchen bei Tante Emmi essen. Rote, zuckrige, mit Gelee überzogene Erdbeeren. Und immerzu wurde es mir bei der Vorstellung ganz faul auf der Zunge. Matschbraune, modrige Erdbeeren schoben sich in meinen Mund. Hineingedrückt von alten, runzligen Zeigefingern. An denen Lehm klebte.

Weil es Tante Emmis Beerdigungstag war, blieb mir die Schule erspart. Papa trug einen dunklen Anzug und Mama hatte einen schwarzen Pullover und schwarze Strümpfe zu einem dunkelgrauen Rock angezogen. Für mich hatte Mama ein Kleid an den Schrank gehängt, das nicht für Wochentage bestimmt war, so wenig wie die Lackschuhe, die vor dem Schrank standen.

Vor der Trauerhalle am Eingang des Friedhofs standen etliche Leute. Ich hatte nicht geahnt, dass es überhaupt so viele Menschen gab, die von Tante Emmi wussten. Sie hatte doch immer bloß in ihrer Wohnung gesessen und darauf gewartet, dass wir sie sonntags besuchten.

Ein Mann mit ernster Miene öffnete die Türen zur Trauerhalle und winkte uns herein. War das der Bestatter, der die Toten in ihre Särge bettet? Ich starrte ihn an und wäre gerne ein bisschen bei ihm stehen geblieben, vielleicht hätte er was von seiner Arbeit erzählt, aber Mama zog mich am Ellenbogen weiter.

Da stand der Sarg, in dem Tante Emmi angeblich war. Rechts und links brannten eine Menge Kerzen, davor lehnten blumenbesteckte Kränze mit schwarzen oder weißen Schleifen. Wir setzten uns auf die Stühle in der ersten Reihe. Von hier aus konnte ich lesen, was auf den Kränzen stand. Lauter *letzte Grüße*. Von uns, von einer Familie Schmitt, von der Nachbarschaft und von der Sparkasse, in der Tante Emmi gearbeitet hatte, bis sie Rentnerin wurde. Damals war ich noch nicht auf der Welt.

Aber Tante Emmi hat immer von der Sparkasse erzählt. Dass sie dort ihren Platz am Kassenschalter hatte, und niemals ist ihr ein Fehler passiert. Deshalb stand jetzt ein Kranz von der Sparkasse vor Tante Emmis Sarg. Ob sie wirklich dadrin lag?

Dass Tante Emmi ein langes, erfülltes Leben gehabt hätte, sagte der Pfarrer, und dass wir sie jetzt nach Hause zu ihrem Herrn begleiten würden.

Damit meinte er Gott, zu dem ich lieber nicht heimkehren würde, wenn ich es mir aussuchen könnte. Weil es unmöglich ist, jemand zu sein, den er in Ordnung findet. Egal was man macht, Geschirr abwaschen oder die Barbiepuppe verschenken, die schon seit drei Monaten in einem Pappkarton im Keller lag, ob man nett zu Boris ist, obwohl der immer furzt, wenn er im Schulchor neben einem steht. Gottes Augen und Ohren, die überall sind, wissen mehr: dass ich das Geschirr nicht gerne abwasche, die Barbiepuppe lieber doch behalten würde und Boris' Fürze – bei aller Nächstenliebe – zum Kotzen finde. Wenn ich mal im Sarg liege, dachte ich, wird Gott mir das bestimmt unter die Nase reiben.

Dann sangen alle: *Lobet den Herrn, den mächtigen König der Ehren.* Das war komisch, weil ich immer an die Fürze von Boris denken musste – und schon wieder eine neue Sünde.

Beim Klassenausflug in den Zoo hat Boris seinen Abfackeltrick zum ersten Mal vorgeführt. Vor dem Affengehege warf er sich rücklings auf den Boden, spreizte die Beine, furzte ganz fürchterlich und hielt dabei ein brennendes Feuerzeug, das er seiner Mutter geklaut hatte, an seinen Hintern. Es gab eine schöne blaugrüne Stichflamme. So etwas hatten weder die Affen noch wir zuvor gesehen. Einige von uns klatschten Beifall, ein Affe warf mit einer Bananenschale nach uns. Boris' Hosenboden war danach allerdings ein wenig versengt.

Macht nichts, sagte er, die Jeans seien bloß ein Geschenk von seinem Onkel Franz, und der hätte als Verkäufer Rabatt bei Karstadt.

Ich hätte gerne mit Melanie darüber geredet, wie es war, als Tante Emmis Sarg an langen Bändern in die Lehmkuhle gelassen wurde. Wie die Leute, die zur Beerdigung gekommen waren, Blumen oder – was ich gemein fand – mit einer kleinen Schippe Erde auf den Sarg warfen. Tante Emmi lag in dem Loch, wo es kalt war und nass. Mit dem Zuschaufeln wurde es auch noch dunkel. Da unten gab es keine Luft zum Atmen.

»Erde zu Erde, Asche zu Asche, Staub zu Staub«, hatte der Pfarrer gesagt.

»Tante Emmi friert bestimmt nicht, sie ist jetzt bei Gott«, erklärte Mama.

»Die Seele ist im Himmel und der Körper ist in der Erde«, sagte Papa, »Sterben bedeutet bloß, dass die unsterbliche Seele den Körper abstreift wie einen alten Mantel, der nichts mehr taugt.«

Warum hatten wir dann dem alten Mantel die Ehre gegeben?

Statt einer Beerdigung hätte es eine feierliche Beluftigung geben müssen. Es wäre viel schöner gewesen, Tante Emmis unsterblicher Seele beim Abflug in den Himmel zuzusehen. Ich stellte mir ein Fest vor, so ähnlich wie Silvester, wenn die Leute die letzten Sekunden des Jahres herunterzählen. Drei, zwei, eins, null! Dann könnte man gemeinsam den Deckel vom Sarg werfen, und – huiii – zöge sie ab, die Seele – ein bisschen Feuerwerk könnte auch dabei sein.

Mama schüttelte den Kopf, als ich ihr davon erzählte. »Was du dir immer ausdenkst, Marie.«

»Wenn ich mal tot bin, will ich jedenfalls eine Beluftigung und keine Beerdigung«, sagte ich.

»Bis dahin vergeht zum Glück noch eine lange, lange Zeit«, sagte Mama. »Wer weiß, vielleicht schießt man die Toten dann mit Raketen ins Weltall.«

Besser als eine Beerdigung wäre so ein Weltraumtrip schon, fand ich, aber lange nicht so toll wie eine Beluftigung. Außerdem ginge es dabei doch wieder bloß um die alten Mäntel. Die unsterblichen Seelen können von alleine fliegen und brauchen keine Raketen, um in den Himmel zu kommen. Sonst hätte das bis jetzt ja auch nicht geklappt.

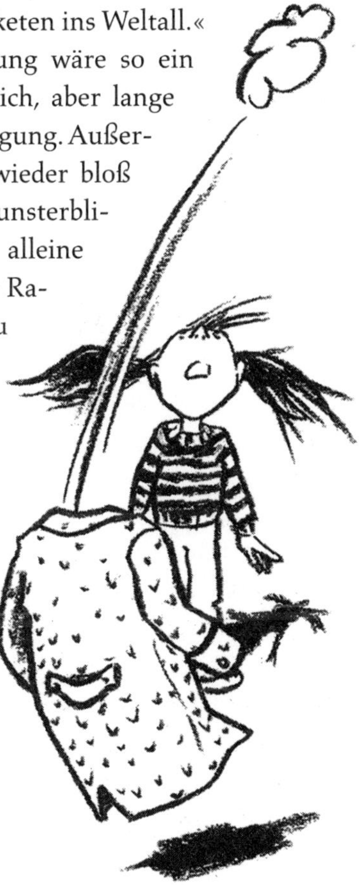

Von Graugänsen und Liliputanergräbern

Wenn Melanie doch, wie früher, noch meine beste Freundin gewesen wäre. Ich hätte gerne mit ihr geredet. Beste Freundinnen haben viel Zeit für lange Gespräche, in denen sie sich erzählen können, was andere nichts angeht. Dazu brauchen sie aber auch die Gelegenheit, allein miteinander zu sein. Und genau das kam in der Zeit nach Tante Emmis Beerdigung überhaupt nicht mehr vor.

Immerzu gluckten sie zusammen, Melanie und Sarah Lucia. Im Schulbus, auf dem Schulhof, sogar zum Klo gingen die beiden gemeinsam. Fehlte eigentlich nur noch, dass Melanie vorschlug, ich sollte meinen Platz mit dem von Sarah Lucia tauschen, damit die beiden auch während des Unterrichts zusammenhocken könnten.

In der Deutschstunde schob ich Melanie einen Zettel zu: »Treffen wir uns heute Nachmittag?«

»Geht leider nicht. Bin schon mit Sarah Lucia verabredet«, kritzelte Melanie auf die Rückseite des Zettels.

Ich knüllte den Fetzen zusammen und kickte ihn mit Daumen und Zeigefinger an den Hinterkopf von Benni. Er drehte sich um: »Spinnst du?«

»Spinnen am Morgen vertreibt Kummer und Sorgen«, zischte ich zurück. Aber das hörte Benni nicht mehr, weil es gerade zur Pause klingelte. Sofort wurde es ziemlich laut in der Klasse, die Ersten fingen an, ihre Sachen einzupacken.

»Sei doch nicht gleich eingeschnappt«, sagte Melanie. »Sarah Lucia hat mich eingeladen, die Werkstatt von ihrer Tante zu besichtigen. Stell dir vor, die ist Bildhauerin! Ich kann Sarah Lucia ja mal fragen, ob du mitkommen kannst.«

»Kein Bedarf«, antwortete ich, schnappte mein Pausenbrot und drehte Melanie den Rücken zu. »Das ist ja wie bei Konrad Lorenz und den Graugänsen«, sagte ich zu Elfi, die mir gerade über den Weg lief.

»Hä?«, machte Elfi.

»Schon mal was von *Prägung* gehört?«, gab ich das Fragezeichen zurück.

Die Sache mit Konrad Lorenz und den Graugänsen hatte ich aus dem Buch, das ausgerechnet ein Geschenk von Melanie war. Zu meinem letzten Geburtstag.

Konrad Lorenz war ein Verhaltensforscher, der Experimente mit Tieren machte. Er hat eine Gänsemutter von ihren Eiern weggenommen. Und als die Küken ausgeschlüpft waren, ist er im Watschelgang um sie rumgeschlichen. Von da an glaubten die Küken, Konrad Lorenz sei ihre Mutter. Dasselbe hat er dann noch einmal mit einem Ball gemacht, den er anderen Küken hinlegte. Die kamen raus aus den Eierschalen, sahen den Ball und waren davon überzeugt, der wäre ihre Mutter. Was da passierte, nannte Lorenz *Prägung*.

Ich vermutete, dass irgendetwas in der Art mit Melanie und Sarah Lucia geschehen war. Melanie war zur Freundin von Sarah Lucia umgeprägt worden und ich hatte es im entscheidenden Augenblick nicht bemerkt.

Was ging das überhaupt Elfi an? Gar nichts.

»Geldstücke werden geprägt, damit sie wissen, was sie wert sind«, sagte ich zu Elfi, die mich mit Kuhaugen anglotzte.

»Hä?«, wiederholte Elfi. »Und was ist mit den Gänsen?«

Wenn man immer alles mit seiner besten Freundin geteilt hat – die Zeit in der Schule und danach, Pausenbrote, die Bücher von Michael Ende, Spielzeug aus Überraschungseiern und Geheimnisse – und wenn das auf einmal aufhört, dann ist es ungefähr so, als wäre die beste Freundin gestorben.

Dass jemand tot ist, merkt man nämlich nicht so sehr am Totenschein und an der Beerdigung. Man merkt es daran, dass er nicht mehr da ist.

Es dauerte eine ganze Weile, bis ich wirklich begriffen hatte, dass Tante Emmi gestorben war. Zuerst war es so, als wäre sie bloß im Krankenhaus oder verreist. Aber wenn einer im Krankenhaus ist, kann man ihn besuchen. Und aus den Ferien schickt er eine Ansichtskarte. Von den Toten sieht und hört man nichts mehr.

Sonntags blieben wir nun zu Hause. Freitags ging Mama nicht mehr zum Putzen in Tante Emmis Wohnung. Zu Ostern blieb das Nest mit Süßigkeiten aus, das ich sonst in jedem Jahr von Tante Emmi bekommen hatte.

Stattdessen begleitete ich Mama öfters zum Friedhof. Mama entfernte verwelkte Blumen und harkte herum. Mich schickte sie mit der Gießkanne zum Wasserholen.

Auf dem Weg zur Pumpe entdeckte ich die seltsamen

Gräber. In vier Reihen lagen sie hintereinander und waren, jedes für sich, viel kleiner als alle anderen auf dem Friedhof. Ich blieb eine Weile stehen und betrachtete das Gräberfeld.

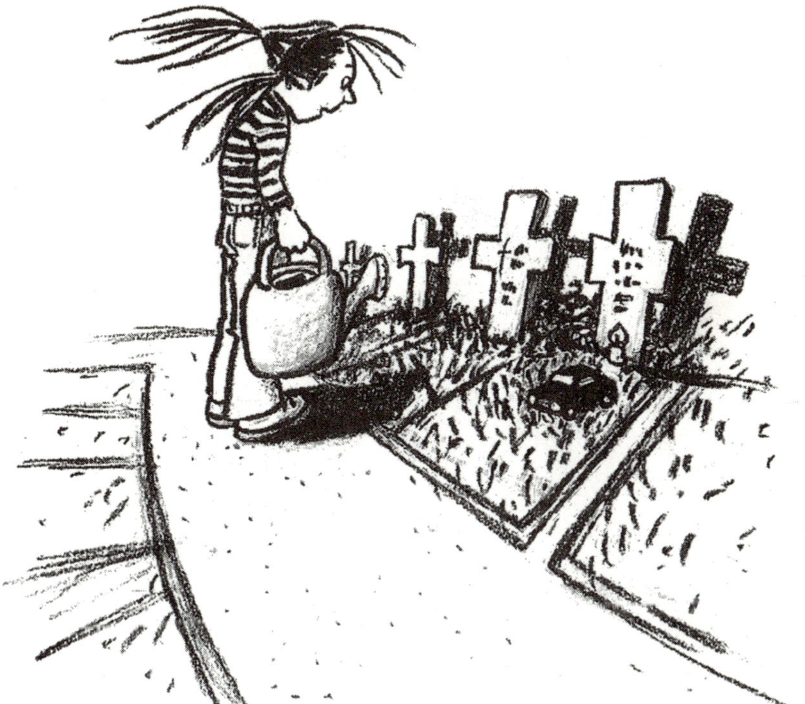

»Wo hast du denn so lange gesteckt?«, fragte Mama, als ich mit der gefüllten Gießkanne zurückkam.

»Ich war bei den Liliputanern«, antwortete ich.

»Bei welchen Liliputanern?« Mamas Augenbrauen wanderten ziemlich weit nach oben.

»Na, bei den Gräbern von den Liliputanern eben«, sagte ich. »Die sind da drüben, gar nicht weit weg von der Wasserpumpe.«

Langsam rutschten Mamas Augenbrauen wieder in Normallage.

»Ach, die meinst du«, sagte sie. »Das sind keine Liliputanergräber. Dort hat man die toten Kinder schlafen gelegt.«

Zuerst wird man alt, dann krank und dann stirbt man, hatte Papa behauptet. Von toten Kindern war keine Rede gewesen.

Warum lebten die nicht mehr? Hatte die auch der Bestatter geholt? Und überhaupt, was hieß das: Man hat sie schlafen gelegt? Waren die Kinder vielleicht noch nicht ganz tot?

Wenn Mama mich mit der Gießkanne zum Wasserholen schickte, ging ich nun immer erst zu den Kindergräbern. Auf manchen brannten flache Kerzen, egal wann ich kam. Als wollten die Eltern, dass ihr Kind sich nicht fürchtet im Dunkeln. Auf anderen lagen Spielzeuge und Stofftiere.

Abends im Bett dachte ich darüber nach. Aber ich konnte mir das alles nicht richtig erklären. Wenn die Kinder tot waren, schliefen sie nicht. Wenn sie Stofftiere und Licht brauchten, waren sie nicht tot.

Mama kam herein, um mir Gute Nacht zu sagen.

»Wie ist das, wenn man halb tot ist?«, fragte ich Mama.

Mama schüttelte den Kopf: »Schätzchen, Schätzchen!«

»Weißt du es selber nicht oder willst du es mir nicht sagen?«

»Wenn ich wüsste, woher du deine blühende Fantasie hast, würde ich es dir sagen«, antwortete Mama.

Sie drückte die Bettdecke eng um meinen Bauch, griff nach meinem rechten Fuß, der noch aus dem Bett baumelte, und stopfte ihn ins Warme.

»Tante Emmi, nicht wahr?«, sagte Mama. »Du denkst an Tante Emmi?«

Das hatte ich zwar nicht, nicht so direkt jedenfalls, aber jetzt, wo Mama es sagte, wurde ich auf einmal sehr traurig. Zum ersten Mal, seit Tante Emmi gestorben war.

»Ich kann doch nichts dafür, dass ich keine Erdbeeren mag«, platzten die Worte aus mir heraus. »Wenn Tante Emmi dafür nicht tot sein müsste, würde ich trotzdem einen ganzen Erdbeerkuchen essen.«

Mama nahm meine beiden Hände zwischen ihre. Mit ihren Daumen streichelte sie meine Handflächen. »Das ist lieb von dir, Marie«, sagte sie, »aber mit dem Tod kann man nicht handeln. Er bestimmt, wann wir ihm gehören. Es war doch schön, dass Tante Emmi so lange leben durfte.«

»Aber die Kinder auf dem Friedhof«, schniefte ich, »die waren doch noch nicht alt und krank.«

»Noch sehr jung«, sagte Mama, »aber manche waren krank, andere sind verunglückt.«

»Und sie sind richtig tot?«, fragte ich.

Mama nickte.

»Wofür sind dann die Stofftiere?«

Mama nickte noch einmal. Schüttelte den Kopf. Und nickte wieder. »Die Eltern«, sagte Mama mit heiserer Stimme, »die Eltern können nicht glauben, dass ihr Kind tot ist. Deshalb bringen sie ihm sein liebstes Spielzeug.«

Eine Weile saßen wir ganz still beieinander. Mama auf dem Bettrand. Ich mit einem Kopfkissenberg im Rücken. Bloß unsere Hände berührten sich. Eine lange Weile lang.

Wahrscheinlich bin ich eingeschlafen. Als ich aufwachte, war es dunkel im Zimmer. Ich musste zur Toilette und tastete nach dem Lichtschalter auf meinem Bettkasten. Mama war nicht mehr da.

Als ich wieder in meinem Bett lag, konnte ich nicht weiterschlafen. Immerzu musste ich an die toten Kinder denken und an ihre Gräber auf dem Friedhof. So viele Kinder waren gestorben, dass man vier Reihen gebraucht hatte, um sie alle zu beerdigen. Ihre Namen standen auf den kleinen Holzkreuzen, die man an den Kopfenden der Gräber aufgestellt hatte.

An einige der Namen konnte ich mich erinnern. An Max, an Peter und Sebastian. An Stefanie und Rita.

Auf Ritas Grab gab es immer massenhaft frische Blumen, Sebastian hatte ein rotes Spielzeugauto aus Blech und Peter einen Stoffhasen. Ob es vom Regen kam oder vom Jammer, weil er auf Peters Grab hocken musste, dem Mümmelmann hingen die Ohren schlaff nach unten.

Und dann war da noch ein Grab, das mir nicht aus dem Kopf ging. Es lag am Rand des Gräberfeldes und kein

Mensch schien sich darum zu kümmern. Niemand brachte Spielzeug oder frische Blumen dorthin, niemand zündete dort mal eine Kerze an. Ja, man konnte nicht einmal lesen, wem es gehörte. Auf dem verwitterten Holzkreuz war, wenn überhaupt einmal ein Name darauf gestanden haben sollte, jetzt jedenfalls nichts mehr zu erkennen. Efeu rankte sich an ihm empor.

Als Kind sterben zu müssen, das war schlimm. Wenn man dann auch noch in seinem Grab vergessen wurde, war das dreimal schlimm. Einfach gemein von den Eltern! Hatten die inzwischen ein neues Kind, dass ihnen das tote so egal war?

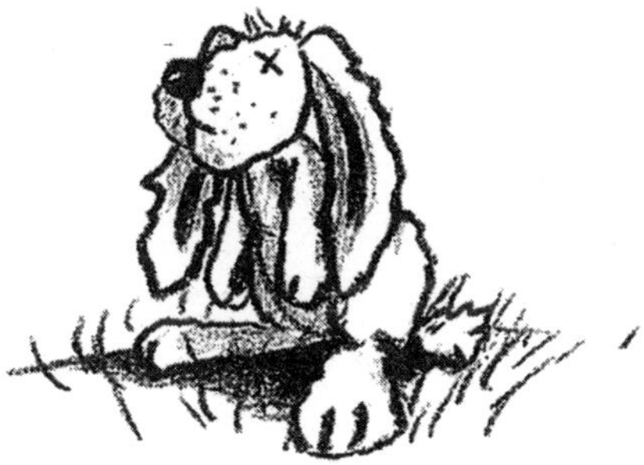

Wie Popcorn aus der Pfanne

»Voll cool«, prahlte Melanie, »die Betonfiguren von der Doris sind echt super, riesengroß und knallbunt, so was hast du noch nicht gesehen!«

Melanie und ich standen an der Bushaltestelle und drängten uns unter einen Regenschirm.

»Wer ist Doris?«, fragte ich.

»Na, die Tante von Sarah Lucia, die Bildhauerin!«

Mir genügte das Stichwort Sarah Lucia, um keinen Spaß mehr an der Unterhaltung mit Melanie zu haben. Endlich war die mal nicht dabei und schon mussten wir über sie reden. Über ihre Tante Doris zumindest.

»Ach«, sagte ich, »die Tante, die Bilder verhaut.«

»Laber keinen Zwiebelmist«, sagte Melanie. »Bildhauer verdreschen keine Bilder, die machen welche. Aber nicht bloß auf Papier oder Leinwand ...«

»Nee, aus Beton«, unterbrach ich Melanie, »hast du schon gesagt. Die machen blödsinnige Betonköppe aus blödem Beton. Und dafür werden die Blödel auch noch berühmt.«

»Mensch, hast du 'ne Laune«, stöhnte Melanie.

Meine Laune war tatsächlich nicht die beste. Den ganzen Tag schon fühlte ich mich irgendwie schlapp. Und in meinem Hals zwickte und kratzte es. Aber davon erzählte ich nichts.

Stattdessen erwiderte ich: »Eine ganz bombastische Betonlaune, ich dachte, du stehst auf Beton?«

Melanie tippte sich gegen die Stirn.

Wer kurvte da ums Eck? Sarah Lucia natürlich. Sie winkte uns zu. Nein, sie winkte Melanie zu.

»Hatte bloß meinen Schirm vergessen!«, rief Sarah Lucia.

»Na, denn tschüss!«, sagte Melanie und machte sich davon. Sie drehte sich noch einmal nach mir um: »Melde dich, wenn du besser drauf bist!«

Da stand ich. Alleine im Regen. Den Schirm hatte Melanie mitgenommen.

Der Schulbus rollte an die Haltestelle und blieb stehen. Melanie und Sarah Lucia klappten ihre Regenschirme zusammen und drängelten mit den anderen in den Bus. Sie quatschten und kicherten und dann flüsterte Melanie Sarah Lucia was ins Ohr.

Nachdem alle eingestiegen waren, schlossen sich die Bustüren. Und wurden wieder geöffnet.

Ob ich nicht auch mitwollte, fragte der Busfahrer.

Ich schüttelte den Kopf.

»Kein Wunder, dass du Halsweh hast«, sagte Mama. »Warum bist du nicht mit dem Schulbus gekommen? Bei dem Wetter geht man doch nicht zu Fuß! Jetzt iss doch wenigstens ein bisschen von der heißen Suppe. Die wird dir gut tun.«

Mama hatte ja keine Ahnung.

»Hast du etwa Fieber?«, fragte sie.

Mein Kopf, der gerade noch schwer auf meinen Armen gelegen hatte, wurde herumgedreht. Mama legte ihre Hand auf meine Stirn.

»Ich mach dir ein Erkältungsbad«, sagte Mama. »Und dann ab ins Bett!«

Mir war alles egal.

Auch der Tee, den Mama mir mit einem Löffel in den Mund schob, als ich nach dem Baden in meinem Bett lag.

Ich war müde und wollte schlafen.

Plötzlich sah ich das Licht. Es war eigentlich kein richtiges Licht. Etwas wie ein Nebel. Ein kalter, weiß leuchtender Nebel, der an Bäumen und Sträuchern hochkroch. An meinen Beinen. Ich wusste nicht, ob es Tag war oder Nacht. Ich fror.

Dann merkte ich, dass ich etwas in der Hand hielt. Es war die Gießkanne, die wir mitnahmen, wenn wir zu Tante Emmi auf den Friedhof gingen. Ich sah mich um und erkannte jetzt die Umrisse von Holzkreuzen im Dunst des Nebels. Stand ich auf dem Friedhof? Wie war ich hierher gekommen?

Und wo war Mama? Ich wollte nach ihr rufen. Aber es kam kein Ton aus meiner Kehle. Nur der Hals tat mir weh.

Ich wollte weg. Und die Gießkanne in meiner Hand war so schwer, dass ich sie nicht tragen konnte. Keinen Schritt konnte ich mit ihr gehen. Lass sie los, lass die Gießkanne fallen, dachte ich. Ich versuchte es. Aber es ging nicht. Meine Hand war an ihrem Griff festgewachsen.

Was war das da drüben? Etwas hatte sich bewegt. Ich starrte rüber. Ein Hase, da hoppelte ein Hase, weiter nichts.

Und das rote Ding auf meiner linken Seite, das war bloß

ein Spielzeugauto, das seine Runden um ein Holzkreuz drehte.

Ich war also bei den Kindergräbern.

Und jetzt erkannte ich auch, dass das weiße Nebellicht eine Quelle hatte. Es kam aus dem verwahrlosten Grab ganz außen. Von da aus kroch es über den Boden. Die Gießkanne in meiner Hand zog mich in seine Richtung. Ich musste mit.

In der Erde vor dem Kreuz ohne Namen klaffte ein Riss, aus dem Nebel und Knöchlein sprudelten. Fuß- und Fingerglieder, Rippen und Wirbel, ein Schienbein …

»Wach auf, Marie! Aufwachen! Du hast einen Albtraum.« Von weit her erreichte mich Mamas Stimme. Ich machte die Augen auf und merkte, dass ich am ganzen Körper schlotterte. Das Nachthemd klebte feucht auf meiner Haut.

»Der Nebel! Der weiße Nebel auf dem Friedhof«, berichtete ich atemlos, »der Nebel ist so kalt. Das Spielzeug und die vielen Knochen …«

Mama nahm mich in die Arme und redete beruhigend auf mich ein: »Nur ein Traum, Marie. Du hast nur geträumt. Jetzt ist es vorüber.«

Später bekam ich ein frisches Nachthemd und Wadenwickel. Mama sagte, dass sie morgen einen Arzt holen würde. Mit so hohem Fieber, wie ich es hätte, sei nicht zu spaßen.

Bloß gut, dass das Licht brannte und dass Mama bei mir im Zimmer blieb. Sonst hätte ich Angst davor gehabt, wieder einzuschlafen.

Eine nette Angina hätte ich mir da angelacht, meinte der Arzt, der mich am nächsten Tag untersuchte.

Die Angina war aber alles andere als nett. Sie war schuld daran, dass ich kaum schlucken konnte, und so eine lacht man nicht an. Höchstens aus Versehen.

Angina, Marina, Agelina, dachte ich, das klingt so harmlos wie Apfelsina. War es aber nicht. Die Angina hatte auch meinen Traum gemacht. Jedenfalls behauptete Mama das.

»Wenn man krank ist, träumt man oft wirres Zeug«, sagte sie, »vergiss den Unsinn!«

Wenn man krank ist, kann man aber auch sterben. Und dazu muss man nicht alt sein.

Ich glaube, ich war sehr krank. Trotz der Medizin, die der Arzt mir gegen die Angina verschrieben hatte, blieb sie hartnäckig und schickte mir den Traum vom Friedhof immer wieder.

Zuerst sah ich den weißen Nebel. Dann hörte ich das Blech des roten Autos klappern. Ich musste zu dem Grab, aus dem die Knochen flogen wie Popcorn aus der Pfanne.

Das hört sich vielleicht lustig an.

Aber nur, wenn man nicht selbst davon träumt.

Im eigenen Traum muss man alles so wirklich durchstehen wie Fernsehverbot und Durchfall.

Als hätte man mich verhext, stand ich vor dem schrecklichen Grab und konnte nicht weg. Keinen Finger konnte ich rühren, kein Ton kam aus meinem Mund. Bloß die Gänsehaut, die ich auf Armen und Beinen spürte, breitete sich aus, kroch über meinen Rücken, über meinen Hals, bis sie in meinem Mund angekommen war und mich zwang, sie zu schlucken, damit sie mich auch von innen ganz ausfüllen konnte.

Währenddessen türmten sich die Knochen vor meinen Füßen. Sie waren nicht weiß wie die aufgeklebten Knochen auf Karnevalskostümen, sondern bräunlich gelb. An einigen Stellen schienen sie brüchig, an anderen klebte Lehm. Zuletzt gab das Grab einen Schädel frei. Einen runden, hässlichen Totenschädel, der mich mit gefletschten Zähnen angrinste.

Als ich den Traumfilm zum dritten Mal erlebte, wusste ich es schon, sogar im Traum: Er war noch nicht zu Ende.

Nur für eine kurze Zeit lagen die Knochen einfach so da. Dann kam Bewegung in den Haufen. Fuß- und Fingerknöchlein flogen zusammen wie Stecknadeln an einen Magnet, Rückenwirbel bildeten eine Perlenkette. Hüftbecken, Oberschenkelknochen und Kniescheiben setzten sich aneinander. Aus den einzelnen Rippen wurde ein Brustkorb.

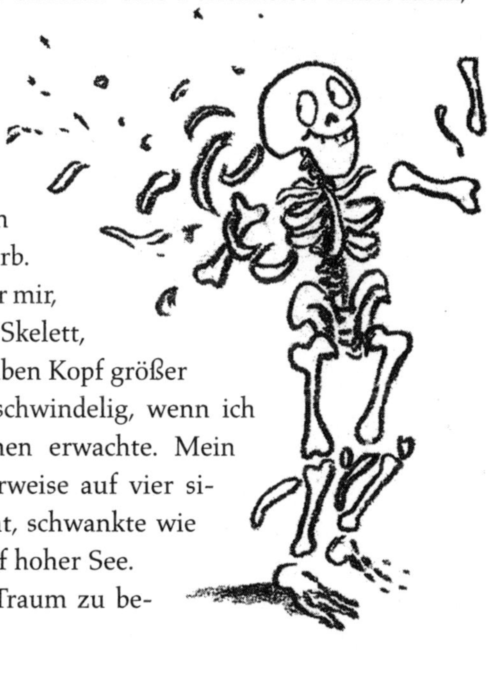

Jetzt stand es vor mir, ein vollständiges Skelett, nur etwa einen halben Kopf größer als ich. Mir war schwindelig, wenn ich aus diesen Träumen erwachte. Mein Bett, das normalerweise auf vier sicheren Füßen steht, schwankte wie ein Papierschiff auf hoher See.

Was hatte der Traum zu bedeuten?

Ich betastete meine Hände und Füße. Und konnte die kleinen Knochen fühlen, die ich gesehen hatte. Aber um meine gab es noch Fleisch, Muskeln und Haut.

Ob ich auch sterben musste? Nicht irgendwann. Jetzt? Oder bald?

Kinder werden in weißen Särgen beerdigt, das hatte Mama erzählt. Mama und Papa würden mich da hineinlegen und in der Erde versenken, und mittwochs würde Mama nicht nur die Blumen auf Tante Emmis Grab gießen, sie würde auch auf meinem Beet Unkraut zupfen und mit der Harke alles glatt und ordentlich machen. Ob sie mir Oskar, mein Schmusekänguru, bringen würde?

Wo war Oskar überhaupt? Ich begann, nach ihm zu suchen. Und fand ihn bei den Brettspielen im Regal. Heute Nacht sollte Oskar neben mir im Bett liegen. Das hatte es schon lange nicht mehr gegeben. Ich drückte den abgepetzten Knülch an mich.

»Ach, Oskar«, flüsterte ich in sein Fell. »Ach, Oskar.«

Der Robert ist nicht Frankensteins Monster

»Besuch«, sagte Mama, »du hast Krankenbesuch.«

»Haaalo!«, rief Melanie. »Wie geht's dem kranken Hühnchen?«

»Es kann schon wieder Körner picken«, sagte Mama.

Ich schob das Kissen, unter dem ich meinen Kopf versteckt hatte, an die Seite.

»Wie geht es Sarah Lucia?«, fragte ich Melanie. »Sind ihre Verwandten inzwischen noch berühmter geworden?«

»Wenn man krank ist und Besuch bekommt, ist man netter«, meinte Melanie, »sonst kommt nämlich keiner mehr.«

Das stimmte. Und wenn man tot und vorher nicht nett gewesen war, kam auch keiner auf den Friedhof.

»Okay«, lenkte ich ein. »Ich werde so freundlich sein wie ein grüner Schleimschleicher, und du versprichst mir, dass wir über was anderes als Sarah Lucia reden.« Ich stopfte das Kopfkissen hinter meinen Rücken.

Melanie schüttelte den Kopf. »Wenn ich bloß wüsste, was du gegen Sarah Lucia hast. Die ist wirklich sehr …«

»… nett«, sagte ich.

»Also meinetwegen«, stöhnte Melanie. Sie zog einen Stuhl an mein Bett.

Mama, die bis jetzt an der Tür gestanden hatte, verabschiedete sich. »Ich lasse euch dann mal alleine. Ihr habt euch ja schon eine ganze Woche lang nicht mehr gesehen.«

Melanie guckte mich an. »Du bist blass«, stellte sie fest.

Ich zuckte mit den Schultern. »Ich bin krank. Das gehört dazu.«

»Ich war auch schon krank«, sagte Melanie, »deshalb habe ich nicht ausgesehen wie ein Schimmelkäse in der Abfalltonne.«

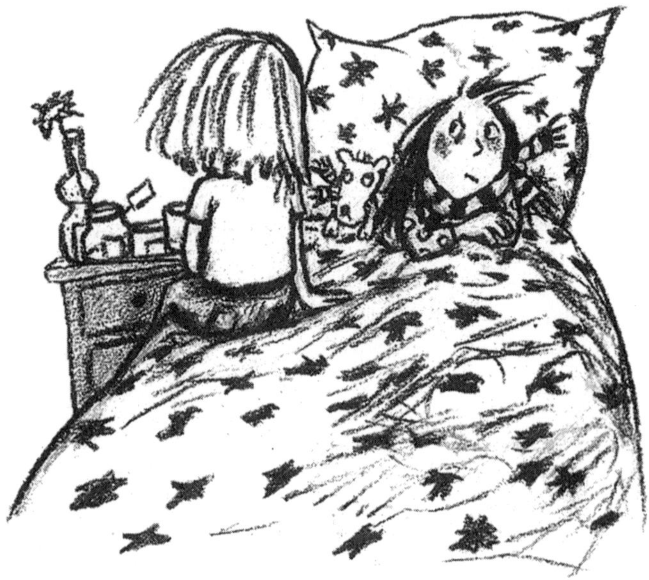

»Dann warst du vielleicht noch nicht richtig krank.«

»Na, hör mal!«, regte Melanie sich auf. »Mandelentzündungen habe ich schon dreimal gehabt. Außerdem hatte ich die Windpocken, Ziegenpeter und auch die Masern.«

»Wenn du die Masern hattest, konntest du nicht blass sein«, erklärte ich, »wegen der roten Punkte überall.«

»Im Ernst«, sagte Melanie, »dunkle Ringe unter den Augen hast du auch. War wohl nicht so toll mit der Angina?«

Das musste ich zugeben. »Nee, war überhaupt nicht toll. Besonders nachts ...«

»Konntest du nicht schlafen?«

»Doch«, sagte ich, »aber dann kamen die Träume.«

»Erzähl mal«, drängelte Melanie.

»Ach, weißt du ...«

»Komm schon, keine Geheimnisse! Das haben wir uns versprochen, wir erzählen uns alles«, erinnerte mich Melanie.

Das war damals gewesen, nach der Geschichte mit dem Kater in unserer Gartenlaube. Melanie und ich, wir hatten einen ordentlichen Krach, weil ich ihr nicht von Anfang an alles richtig erzählt hatte. Wenn ich das getan hätte, wäre Melanie auch nicht so gemein zu mir gewesen, sagte sie, und dass wir uns deshalb in Zukunft alles haarklein anvertrauen müssten. Dann würden wir uns nie mehr streiten.

»Hast du schon mal von einem Skelett geträumt?«, begann ich.

»Von was?«, Melanie riss die Augen weit auf.

»Von Zombies, Toten, Knochenmännern«, erklärte ich.

Als ich endlich fertig war mit meinem Bericht, sah Melanie auch nicht mehr so gesund aus.

»Is ja der reinste Horror«, meinte sie. »Wenn ich so was träumen müsste, würde ich mir das Schlafen abgewöhnen.«

»Geht nicht«, sagte ich, »ich hab's ausprobiert.«

Melanie dachte nach. Man konnte es daran erkennen, dass sie an ihrem linken Ohrläppchen zupfte: »Wenn man bloß wüsste, was das Knochengestell von dir will.«

»Wieso?«

»Na, irgendwas will der Typ doch! Sonst würde er nicht ständig in deinen Träumen aufkreuzen«, sagte Melanie. »Überleg mal, was macht er, wenn er vor dir steht?«

»Nichts«, antwortete ich. »Wenn er da ist, wache ich auf.«

»Der will aber was von dir«, beharrte Melanie. »Wozu der ganze Aufwand, wenn er nichts von dir will?«

»Vielleicht will er mich holen?«

»Quatsch mit Majo«, widersprach Melanie. »Wenn er das wollte«, sie fuhr mit der Handkante an ihrem Hals entlang, »hätte er es gleich machen können. Glaub mir, der will was anderes.«

»Wenn er mich bloß in Ruhe ließe«, sagte ich, »dafür könnte er alles von mir haben. Sogar meine Schlumpfsammlung!«

»Du musst es eben rauskriegen«, bestimmte Melanie.

»Und wie?«

»Frag ihn einfach!«

»Frag ihn einfach, frag ihn einfach«, plapperte ich nach. »Nichts leichter als das. Was?«

Melanie blieb stur. »Dass es einfach ist, habe ich nicht gesagt. Aber weißt du was Besseres?«

Wusste ich nicht. Dafür wusste Melanie, dass ich nur ein bisschen länger träumen müsste als sonst. Dann könnte ich mich in aller Ruhe mit dem Knochenmann unterhalten.

»Kein Wort werde ich rauskriegen«, erklärte ich. »Du hast ihn ja noch nicht gesehen, du hast ja keine Ahnung, wie der aussieht! Du würdest mit dem garantiert kein Schwätzchen halten!«

»Ha! Ha! Ha!«, spottete Melanie. »Und wer hat sich damals zuerst getraut, mit Robert zu quatschen?«

»Das war ja auch bloß der Robert«, wiegelte ich ab, »kein Zombie!«

»Aber alle haben ihn für Frankensteins Monster gehalten, das musst du zugeben!«, rief Melanie.

»Okay, okay, okay«, beruhigte ich sie. »Du warst die Mutigste! Weil deine Mutter dir verraten hatte, dass Robert nicht von Frankenstein zusammengenäht, sondern mit einem gespaltenen Gaumen auf die Welt gekommen war. Kein Kunststück, dann mutig zu sein.«

»Als ich ihn angequatscht hab, wusste ich noch nicht mal seinen Namen!«, protestierte Melanie.

»Und als du zurückkamst, hast du uns erzählt, dass sein Vater Zoodirektor ist und dass Schulklassen ganz billig in seinen Tierpark könnten.«

»Immerhin waren wir alle im Zoo«, stellte Melanie befriedigt fest. »Und den Robert hat auch keiner mehr für Frankenstein junior gehalten.«

»Robert war eigentlich ziemlich witzig«, sagte ich,

»schade, dass er mit seinen Eltern nach Südamerika abgehauen ist.«

»Frag doch deinen Knochenmann einfach, wie er heißt und wer er ist«, sagte Melanie. »Vielleicht ist er ja so einer wie Robert.«

Je länger ich über Melanies Vorschlag nachdachte, umso besser gefiel er mir. Vor jemandem Angst haben, der einen Namen hatte, konnte auf keinen Fall so schlimm sein wie die Angst vor einem Namenlosen. Beim nächsten Traum würde ich durchhalten! Das nahm ich mir fest vor.

Aber plötzlich war ich gar nicht mehr krank. Ich konnte schlafen und wusste danach nicht, was ich geträumt hatte. Meinem Hals ging es gut. Ich hatte Hunger und Durst. Oskar, mein Schmusekänguru, wanderte wieder ins Regal.

»Höchste Zeit, dass du zur Schule gehst«, sagte Mama.

»Eiskrem«, sagte ich. »Ich brauche Vanilleeiskrem für meine Mandeln.«

»Wenn du nicht bald wieder zur Schule gehst, brauchst du einen Nachhilfelehrer«, meinte Mama, »und für so einen haben wir kein Geld.«

Also wurde wieder alles normal.

Ein Haufen Späne und ein Zaubergarten

Nicht ganz. Auf meinem Platz in der Schule fand ich ein halb verwelktes Maiglöckchen und einen Zettel: »Schöhn das du wieder gesunt bis, Sarah Lucia.« Als ich mich nach ihr umdrehte, strahlte sie mich an. Ich lächelte verlegen zurück und wurde, glaube ich, ein bisschen rot an den Ohren.

Während der nächsten Schulstunde musste ich das Maiglöckchen immerzu angucken. Ein Geschenk von Sarah Lucia für mich. Und ich hatte gedacht, sie wollte mir bloß Melanie, meine beste Freundin, wegnehmen.

»Was ist mit dem Zombie?«, flüsterte Melanie rüber.

Ich sah sie erstaunt an.

»Das olle Gerippe. Wie heißt es?«

»Keine Ahnung«, flüsterte ich zurück, »hat sich in Luft aufgelöst.«

Auch Ballons, die platzen, lösen sich in Luft auf. Das heißt, die Luft, die in dem Ballon war, vermischt sich wieder mit der Luft, die überall ist. Zurück bleibt bloß ein schlapper Fetzen Gummi, den man in den gelben Sack schmeißen kann.

So ähnlich ging es mir mit meiner Abneigung gegen Sarah Lucia. Ein kleiner Piks mit einem Maiglöckchenstängel in meinen Eifersuchtsballon, und ich merkte, dass Sarah Lucia wirklich ganz »nett« war. – Blödes Wort: Ganz »nett«

kann schließlich auch eine Schnecke im Aquarium sein, ein Schulzeugnis oder ein Werbespot im Fernsehen. Das meine ich aber nicht.

Sondern, dass Sarah Lucia zum Beispiel gar nicht so eingebildet war, wie ich gedacht hatte. Bloß wegen ihrer berühmten Verwandtschaft.

Das alberne Getue auf den *Vernissagen* ihrer Eltern ginge ihr manches Mal ordentlich auf den Keks, erzählte sie später mal.

»Das Getue auf den *Wer-nie-was??*«, fragte ich.

»Auf den Vernissagen«, sagte sie, »das ist, wenn eine Ausstellung mit Bildern oder Fotos eröffnet wird und wenn alle kommen und so tun, als wollten sie die Sachen sehen. Dabei wollen sie nur ihre neuen Frisuren und ihre tollen Klamotten vorführen.«

»Wozu das denn?«

»Damit man sie wichtig nimmt. Die stehen da rum mit einem Glas Sekt oder Wein in der Hand und erzählen sich gegenseitig, wen sie wann und wo getroffen haben und dass sie demnächst unbedingt mal wieder nach Florida oder Hongkong jetten müssten.«

»Klingt langweilig«, sagte ich.

»Ist es auch«, antwortete Sarah Lucia. »Ich bin total froh, dass ich nicht mit meinen Eltern reisen musste, sondern zu meinem Onkel Aldo und seiner Freundin Doris konnte.«

»Ich denke, die ist Bildhauerin«, wandte ich ein, »dann macht die doch auch solche Wer-nie-Dingsda.«

Sarah Lucia lachte: »Komm doch einfach mal mit und lern sie kennen!«

Melanie war natürlich auch dabei, als wir Doris besuchten.

»Das *Atelier* ist da hinten im Hof.« Sarah Lucia zeigte auf eine Einfahrt zwischen den eng aneinander geschmiegten, alten Häusern, die in diesem Viertel der Stadt standen.

Atteljeh, dachte ich, o weh, noch so ein Wort, das stinkvornehm klingt. Dann standen wir im Hof. Ich sah mich um und fragte mich, wo hier wohl das Atteljeh sein mochte? Melanie und Sarah Lucia stapften auf das weit geöffnete Tor einer uralten Reparaturwerkstatt für Autos zu.

»Komm mit! Worauf wartest du noch?«, rief Melanie.

Ich folgte den beiden mit einem komischen Gefühl im Bauch.

»Da seid ihr ja, herein mit euch!«

War das die berühmte – oder wenigstens halb berühmte – Bildhauerin Doris? In der Halle stand eine mollige Frau mit leuchtenden Augen und blonden Haaren, die in alle Himmelsrichtungen wiesen. Sie hatte eine bodenlange, farbverschmierte Schürze umgebunden und ihre Hände steckten bis zu den Ellenbogen in rosa Haushaltshandschuhen.

»Das ist Marie«, stellte Sarah Lucia mich vor, »ich hab dir schon von ihr erzählt.«

Ich stolperte über einen Plastikeimer und wollte der Bildhauerin die Hand geben.

»Lieber nicht!« Doris reckte die Arme nach oben. »An meinen Handschuhen klebt Zement.«

»Na, was sagst du?«, wollte Melanie wissen. »Ist doch toll hier, oder?«

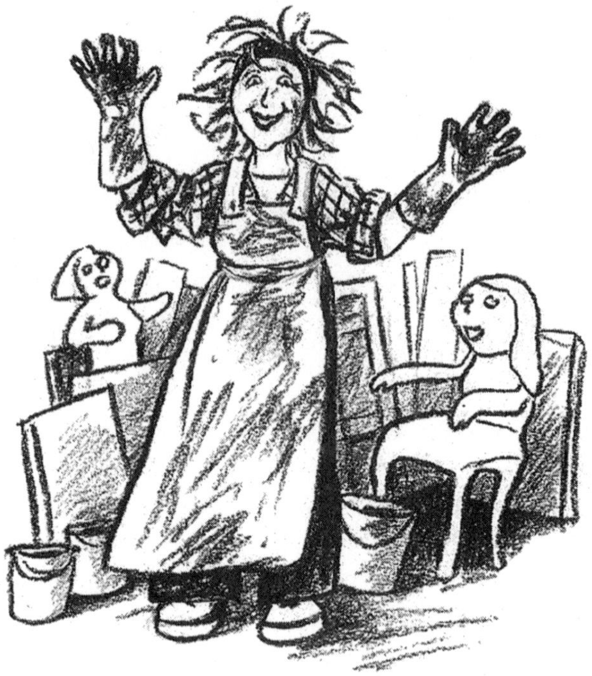

Ich sah mich um. Überall standen Eimer herum, Säcke mit Sand, Säcke mit Zement, Holzklötze stapelweise, Kisten voller Werkzeuge, Farbtöpfe und Pinsel. Dazwischen lagerten die Kunstwerke. Riesengroße, knallbunte Stühle, die Menschen waren, oder umgekehrt. Dicke Frauen ohne Hände und Füße, ein der Länge nach aufgespaltener und ausgehöhlter Baumstamm, in dem ein Holzbaby steckte. Und an den Wänden hingen Bilder, auf denen man fast nichts erkennen konnte. – Unter dem Wellblechdach der Halle drängten sich Zweige und Efeuranken herein.

»Und das hier ist ein Atteljeh?«, staunte ich.

»Na logo!«, erklärte Melanie. »Was soll es denn sonst sein?«

»Eine ehemalige Reparaturwerkstatt für Autos«, sagte ich.

»Und jetzt ist die eben ein Atelier«, meinte Sarah Lucia.

»Ist doch egal, wie man es nennt«, schaltete Doris sich ein, »ein Atelier ist einfach ein Arbeitsraum für Maler, Fotografen und Bildhauer, der kann überall sein.«

»Und warum sagt man dann nicht einfach Arbeitsraum?«

»Sagt man doch!« Doris lachte. »Atelier ist ein französisches Wort, und ursprünglich bedeutet es: ein Haufen Späne. Jetzt überlegt mal, wo die Späne fliegen? Bestimmt nicht da, wo gefaulenzt wird.«

In einer Ecke der Werkstatt lagen tatsächlich Holzspäne auf dem rissigen Betonboden.

»Dort schafft Susanne«, erzählte Doris, »sie arbeitet hauptsächlich mit Holz.«

Ich war überrascht. »Gehört Ihnen das hier nicht alleine?«

»Du kannst mich ruhig duzen«, sagte Doris. »Nein, außer mir sind hier noch ein paar andere Frauen am Werk, Susanne, Anita, Vesna, Beate. Ich find's gut so. Jede kann was von den anderen lernen. Ab und zu ein Schwätzchen. Das ist besser, als den lieben, langen Tag alleine vor sich hin zu wurschteln.«

»Können wir hier nicht auch mal was lernen?«, wagte Melanie sich vor.

»Wie? Was lernen?«, fragte Sarah Lucia.

»Na, mit Zement rumpanschen und so«, meinte Melanie.

Doris zögerte. »Ich denk mal drüber nach.«

Keine von uns hatte bemerkt, dass er gekommen war, plötzlich stand er in der Halle: ein kleiner, bärtiger Mann mit Brille. Doris beugte sich zu ihm herunter und gab ihm einen Kuss.

»Das ist mein Onkel Aldo«, erklärte Sarah Lucia.

»Feierabend für heute«, bestimmte Doris, »habt ihr auch so einen Hunger? Wenn wir ihn darum bitten, kocht Aldo bestimmt Spagetti für uns.« Doris sah ihn an wie ein kleines Mädchen, das um ein Eis bettelt. »Nicht wahr, Aldo?«

Weil Doris noch in der Werkstatt aufräumen musste, gingen wir mit Aldo voraus. Er führte uns zu einer Kleingartenanlage am Rand der Stadt.

»Vom Frühling bis zum Herbst sind wir immer da draußen«, erzählte Aldo. »Dann gehen wir bloß zum Schlafen in die Wohnung.«

»Könnt ihr da denn kochen?«, fragte ich.

»Klar«, antwortete Aldo, »im Gartenhäuschen gibt es alles, was in eine ordentliche Küche gehört.«

Den Garten von Doris und Aldo erkannte ich schon von weitem. Er sah nämlich ganz anders aus als die übrigen.

In einem Baum hockte eine bunte Schaumgummifrau, wie ich sie ähnlich schon in der Werkstatt gesehen hatte, und winkte uns zu. Als wir näher kamen, tauchten noch viel mehr Figuren auf. Große, farbige Betonfiguren, die nur Doris gemacht haben konnte. Sie hockten auf Steinen, auf einer Bank und schienen sich miteinander zu unterhalten. Andere saßen selbstvergessen in Blumenbeeten und machten lautlose Musik auf Betoninstrumenten.

»Das ist ja ein Zaubergarten«, rief Melanie. »Los, wir gucken uns alles genau an!«

Aldo schloss die Laube auf und wir stromerten los. Ich bemerkte, dass auch andere Dinge hier ungewöhnlich waren.

Die Salatköpfe zum Beispiel standen nicht alleine für sich da, sondern unter lauter bunten Blumen. Und inmitten der Rosensträucher fanden sich Tomatenstauden. Überhaupt gab es keine Trennung zwischen den Pflanzen, die man essen konnte, und denen, die zum Anschauen da waren. Und es schien Aldo und Doris auch nicht zu kümmern, ob Kraut oder Unkraut in ihrem Garten wuchs. Hauptsache, es sah gut aus.

»Das ist schön«, staunte ich.

»Ja«, sagte Aldo, der auf einmal hinter mir stand. »Das ist sehr schön.«

Manchmal passieren Sachen, die man für unmöglich gehalten hat. Melanie, Sarah Lucia und ich, wir wurden so etwas wie ein Kleeblatt. Ob im Freibad, im Kino oder in der Eisdiele, überall konnte man uns gemeinsam treffen. Und natürlich auch im Atelier, in Aldos Zaubergarten …

Aldo kochte die besten Spagetti der Welt, die allerbesten Tortellini und die allerallerbesten Makkaroni.

»Das können eben bloß echte Sizilianer«, behauptete Sarah Lucia.

»Was?«, fragte Melanie, die nicht richtig zugehört hatte.

»Spagetti kochen«, erklärte Sarah Lucia, »leckere italienische Spagetti, keinen deutschen Nudelpatsch!«

»Stopp«, sagte Melanie, »meine Mutter kocht keinen deutschen Nudelpatsch.«

Sarah Lucia zuckte betrübt die Achseln: »Deine Mutter vielleicht nicht, aber meine. Ich glaube, die lernt das nie.«

»Wieso? Die ist doch Sizilianerin!«, rief ich.

»Wie kommst du denn darauf?« Sarah Lucia schüttelte den Kopf: »Meine Mutter ist Deutsche.«

»Und dein Vater?«

»Ist Aldos Bruder, ein Sizilianer.«

»Und deine Mutter wohnt jetzt auf Sizilien, ich meine, wenn sie nicht gerade eine Weltreise macht?«

»Natürlich!« Sarah Lucia bekam rote Backen. Sie erzählte, dass auf Sizilien immer die Sonne scheint, dass dort Zitronen wachsen, Orangen und Oliven.

Warum lebte Aldo dann eigentlich hier in Deutschland? Ich fragte ihn danach, als ich ihm in der Gartenlaube beim Abtrocknen des Geschirrs half.

»Das ist alles schon so lange her, mehr als zwanzig Jahre«, sagte Aldo. »Damals wollte ich Geld verdienen, damit meine Geschwister zur Schule gehen und etwas lernen konnten.«

»Und deshalb bist du nach Deutschland gekommen?«

Aldo nickte.

»Aber später«, sagte ich, »als deine Geschwister alle was gelernt hatten, da hättest du doch zurückgehen können.«

»Du denkst also, nur Pflanzen haben Wurzeln. Und Men-

schen haben Beine, die können wandern«, erwiderte Aldo.
»Das stimmt nicht ganz. Die Seele des Menschen zieht auch Wurzeln. Wenn die Seele einen Grund gefunden hat, auf dem sie wachsen kann, wollen die Beine nicht mehr wandern.«

»Wie meinst du das?«, fragte ich.

Aldo zwinkerte mir zu. »Doris«, erklärte er, »Doris ist ein prima Grund, hier zu bleiben.«

Mir gefielen die Gespräche mit Aldo. Er hatte eine leise, ruhige Stimme und benutzte andere Worte als die Erwachsenen, die ich sonst kannte. Außerdem konnte Aldo zuhören. Er hatte Zeit. – Das lag allerdings auch daran, dass er keine Arbeit mehr hatte.

Gespenster gibt es nicht, wenn doch...

Was ist besser: das Meer oder das Land?

Für einen Fisch wäre die Frage leicht zu beantworten gewesen. Für einen Fuchs auch. Und für mich? Ich mochte das Meer. Aber als mir einmal auf der Überfahrt nach Helgoland schlecht wurde, wünschte ich, wir wären schon wieder an Land.

Als ich das nächste Mal mit Mama zum Friedhof ging, fragte ich sie: »Was ist besser, das Land oder das Meer?«

»Das kann man doch nicht vergleichen«, sagte Mama. »Das Meer ist das Meer. Und das Land ist das Land.«

»Aber was ist besser?«, hakte ich nach.

»Nichts ist besser als das andere«, beharrte Mama, »denk dir eine gescheitere Frage aus.«

Ich dachte an Aldo und fragte: »Also gut. Was ist besser: Zeit haben oder Arbeit haben?«

»Wenn man keine Arbeit hat, kann die viele freie Zeit eine Last werden«, sagte Mama.

»Und was ist besser?«, bohrte ich.

»Arbeit«, antwortete Mama, »ich denke, Arbeit zu haben ist besser.«

»Wieso kann man Arbeit und Zeit miteinander vergleichen«, regte ich mich auf, »aber das Meer und das Land nicht?«

»Komm, sei kein Quälgeist!« Mama schien genervt.

»Wenn du dir gescheitere Antworten ausdenkst…«, setzte ich an, aber Mama unterbrach mich mit einem energischen: »Still!«

Sie zog mich ein paar Schritte seitwärts in einen Nebenweg des Friedhofs. »Da kommt ein Trauerzug«, flüsterte sie mir zu.

Auf einem Wägelchen zog ein kleiner, blumengeschmückter weißer Sarg an uns vorbei, dem schwarz gekleidete Menschen folgten.

Den ganzen Nachmittag über und auch noch beim Abendessen musste ich an den kleinen weißen Sarg denken. In dem war ein totes Kind. Der Trauerzug hatte es zu den Kindergräbern begleitet. Und da lag es nun in der Erde. Heute Nacht, dachte ich, heute Nacht wird es dort zum ersten Mal allein in der Erde sein.

Die Angstträume, die ich hatte, als ich krank war, fielen mir wieder ein: der Hase, das Blechauto und das Gerippe. Ich hatte nur davon geträumt und konnte aufwachen, das tote Kind musste dort bleiben.

»Starr keine Löcher in die Luft, dein Abendbrot liegt auf dem Teller«, sagte Mama.

»Wir hätten Marie Liese nennen sollen«, sagte Papa, »Träumerlieschen.«

»Hat man eigentlich Angst, wenn man tot ist?«, fragte ich.

Beinahe hätte Papa sich verschluckt. »Wie kommst du jetzt darauf? Ich hab dir doch alles genau erklärt…«

»Der Junge, von dem die Zeitung berichtet hat, wurde heute beerdigt«, sagte Mama zu Papa. »Ausgerechnet, als wir auf dem Weg zum Grab von Tante Emmi waren.«

»Was hat die Zeitung denn über ihn geschrieben?«, wollte ich wissen.

Und Mama erzählte, dass er an einer Steckdose herumgespielt hatte. Er hatte da etwas hineingesteckt, einen Nagel oder einen Draht, und dabei einen tödlichen Stromschlag erlitten.

»Fünf Jahre war das Kind erst alt«, sagte Mama. »Wenn ich daran denke, was den Kleinen alles passieren kann, wird mir ganz schlecht. Die armen Eltern.«

»Der arme Junge«, sagte ich.

Ob ich es vorher gewusst habe? Eigentlich hatte ich schon vor dem Einschlafen so ein flaues Gefühl im Bauch. Ich holte Oskar aus dem Regal und nahm ihn mit ins Bett.

Im Sarg liegt bloß der alte Mantel, flüsterte ich Oskar ins Ohr, die unsterbliche Seele ist im Himmel. Und Gespenster gibt es nicht. Wenn doch, muss man sie bloß nach ihren Namen fragen.

Trotzdem traute ich mich nicht, das Licht auszumachen. Müde war ich wie ein Maulwurf, der gerade einen halben Garten umgegraben hat. Aber schlafen mochte ich nicht.

»Soll ich uns noch etwas vorlesen, Oskar?«

Draußen regnete es. Ich hörte das leise Trommeln der Regentropfen gegen die Fensterscheibe.

»Wenn man sich im Mai in den Regen stellt, wächst man«, erzählte ich Oskar.

Es regnete. Und es war Mai. Überall leuchteten rote und gelbe Tulpen, weiße Margeriten. Meine Haare waren nass geworden und ich wuchs. Mit jeder Blume, die ich pflückte, wurde ich ein bisschen größer. Schon war ich wieder gewachsen, hatte noch Platz in meinen Armen für viel mehr Blumen. Ich griff nach einer wunderschönen violettblauen Tulpe.

Sie ließ sich nicht biegen, nicht brechen, meine Hand konnte ihren Stängel nicht loslassen. Ich wunderte mich, und dann bemerkte ich es: Meine Hand wurde so dunkelblau wie die Blume. Sie veränderte sich, aus meinen Fingern wurden Blütenblätter.

Meine Hand, die eine Blume geworden war, steckte zwischen anderen Blumen auf einem Kranz aus Tannenzweigen. Und der Kranz lag auf dem Grab des Jungen, der vor ein paar Tagen einen Draht in eine Steckdose geschoben hatte.

Ein Hase hoppelte heran, wollte von meinen Blättern fressen, aber ein rotes Blechauto sauste auf ihn zu, prallte gegen seine Flanke. Dem Hasen purzelten kleine, graugelbe Spiralen und Schrauben aus dem Maul.

Schon wieder Nebel.

Jetzt wusste ich, dass ich träumte.

Wenn das Knochengerüst kommt, werde ich es nach seinem Namen fragen, nahm ich mir vor. Das hier ist nur ein Traum und ich habe keine Angst, überhaupt keine Angst.

Das stimmte zwar nicht, ich hatte so einen Riesenschiss, dass ich fast keine Luft mehr bekam, aber indem ich einfach so tat, als wäre es nicht so, ging es mir besser. Meine Hand wurde wieder meine Hand.

Ich drehte mich um und sah zu dem Grab, aus dem in meinen früheren Träumen die Knochen herausgesprudelt waren. Da saß das Skelett, schon fix und fertig zusammengesetzt, und grinste mich an.

Ich grinste zurück.

(Bloß ein Traum. Ich habe keine Angst.)

»Hey«, sagte ich.

»Hey«, erwiderte das Skelett.

(Was redet man eigentlich mit solchen Wesen?)

»Es regnet«, sagte ich.

(Da war doch was! Ich muss mich erinnern, was …)

»Willst du wissen, wie ich heiße?«

(Natürlich!)

»Also«, sagte das Knochengestell, »Max heiße ich, weil ich auch mal neu war. Sebastian, weil mein Vater so hieß, und August, weil das der Neuname meines Großvaters war. Herrmann hieß mein Urgroßvater, Julius war mein Ururgroßvater, Karl mein Ururur- und Friederich mein Ururururahne. Und deshalb heiße ich Friederich Karl Julius Herrmann August Sebastian Max. Kapiert?«

»Friederich Karl Ma-xi-mus …?«, stotterte ich.

Das Skelett schüttelte sich vor Lachen. (So gut, wie jemand ohne Haut, Fleisch und Muskeln eben lachen kann.) Es dotzte dabei mit der dritten Rippe links auf die erste derselben Seite, mit der siebten rechts eins tiefer, eins höher, zwei tiefer, es trommelte mit den Fingerknöcheln auf seine Knieschneiben, schlug die Schulterblätter zusammen und gab ein paar komische Laute von sich, die so ungefähr klangen wie: »WEH!« oder »YEAH!«.

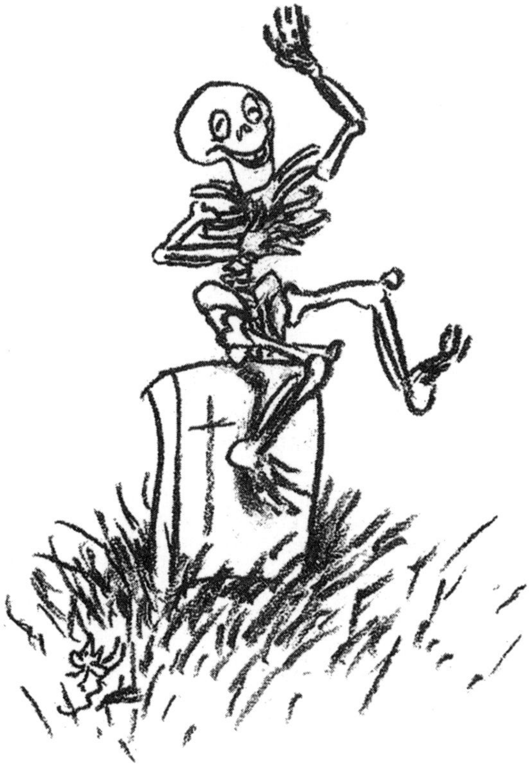

»Sagst du mir, was du so lustig findest«, fragte ich, »oder ist das ein Geheimnis?«

»Maximus, Hieronimus!« Das Skelett schien sich köstlich zu amüsieren: »Apfelmus und Negerkuss!« Es klapperte jetzt mit allen seinen Bestandteilen auf einmal.

»Witzbold«, sagte ich.

»Leopold und Katzengold«, antwortete das Schepperding.

»Du bist wohl ein Dichter«, stellte ich fest.

»Stehn am Himmel alle Lichter, bricht der Dichter in den Trichter«, reimte Friederichkarlundsoweiter.

Na, der Typ ist ja echt gut drauf, dachte ich, während ich träumte, und das, obwohl ich immer geglaubt hatte, dass man entweder träumt oder denkt, niemals aber beides zusammen.

Später, als ich mich an den Traum erinnerte, fand ich, dass Traumdenken auch nichts anderes ist als Wachdenken mit Bildern, die man sich dabei vorstellt. Das eine passiert in der Nacht und das andere am Tag. Und eigentlich ist es dasselbe.

Wie hieß der unheimliche Scherzkeks noch? Irgendwas von Friederich bis Max. – Viel zu lang, überlegte ich, ich werde ihn Schepper nennen. Schepper, der Name passte zu ihm.

Mama klopfte an die Badezimmertür: »Wenn du noch länger herumtrödelst, wird es heute nichts mehr mit der Schule.«

»Muss bloß noch Zähne putzen«, rief ich.

»Nun mach schon ein bisschen voran!«, drängelte Mama.

Ich guckte in den Spiegel überm Waschbecken. »Schepper«, flüsterte ich, »ab heute heißt du Schepper.«

Das erzählte ich auch Melanie, die zuerst gar nicht wusste, wovon ich sprach.

»Ach, den meinst du«, sagte sie, »hatte ich schon fast vergessen.«

»In Wirklichkeit heißt er Friederich Karl und noch eine

ganze Menge Vornamen, wegen seiner Vorfahren«, erklärte ich, »aber seine Rippen zum Beispiel, die sind so lose, dass sie ständig aufeinander scheppern, wenn er lacht. Und alles andere auch. Deshalb nenne ich ihn Schepper, ist ja auch viel praktischer, oder ...?«

»Und was will er von dir?«, erkundigte sich Melanie.

»Nichts«, sagte ich. »Ich weiß nicht ...«

»Aber danach solltest du ihn doch fragen!«

»Er will nichts Bestimmtes«, antwortete ich, »jedenfalls hat er nichts gesagt. Wahrscheinlich ist ihm bloß langweilig. Es besucht ihn ja keiner, auf seinem Grab ist nichts als Unkraut. Um den kümmert sich keiner!«

»Das gibt's nicht«, behauptete Melanie.

»Und wenn doch?«

»Auch tote Kinder haben Eltern«, erklärte Melanie, »und Eltern kümmern sich immer.«

Schepper oder Mausverpissdich!

So leicht, wie sich die Sache anhört, ist sie mir nicht gefallen. Immerhin gehörte Oskar zu mir, wie ich zu ihm. Wir beide waren zusammen, solange ich zurückdenken kann. Und jetzt brachte ich ihn auf den Friedhof. Wegen Schepper. Zu Schepper. Ohne Mama. Ganz alleine waren wir zwei auf dem Weg zum Friedhof.

Warum muss ich da hin?, schienen Oskars dunkelbraune Glasmurmelaugen zu fragen.

Weil Schepper niemanden hat.

Es geht ihm doch gut, er macht Witze.

Viele machen Witze, obwohl ihnen nicht nach Lachen ist, erklärte ich Oskar, das ist es ja! Ich auch, ich bin immer besonders witzig, wenn ich Schiss habe. Kennst du eigentlich das Märchen vom Teufel mit den drei goldenen Haaren?

Das kannte Oskar nicht.

Und ich erzählte es ihm. Die Geschichte von dem Jungen, der bis in die Hölle gelaufen ist, um die goldenen Haare des Teufels zu holen und die Antworten auf seine Fragen.

Meinst du, der hatte keine Angst?, fragte ich Oskar.

Als wir vom Hauptweg zu den Kindergräbern abbogen, sahen wir den Blumenhügel, der auf dem neuen Grab lag, schon von weitem. An seinen Seiten hingen weiße Schleifen herunter. Rundherum standen rote Plastikbehälter, in denen Kerzenlichter flackerten. Ich erschrak, als mein Blick auf einen Kranz voller Tulpen fiel, weiße Tulpen, in deren Mitte eine violettblaue Blume steckte, so nachtblau wie die Tulpe in meinem Traum.

Fast wäre mir Oskar aus den Händen gefallen. Ich blieb stehen, starrte auf die blaue Blume und mochte nicht weitergehen, nicht vorbei an diesem Grab.

»Hallihallo! Hier bin ich!«, rief eine Stimme, die ich ebenfalls aus meinem Traum kannte.

Meine Augen wanderten zu Scheppers Grab. Da hockte er, einen Arm um das verwitterte Holzkreuz geschlungen, und wackelte mit den Füßen. Mit dem freien Arm winkte er mir zu.

Schepper sah jetzt, am hellen Nachmittag, kein bisschen schöner aus als sonst. Eigentlich sogar ziemlich eklig und schäbig. Mein Blick wanderte hin und her: Schepper – Tulpe – Schepper – Tulpe …

Ein Schrei durchbrach die Friedhofsstille!

Aber er kam nicht von mir.

Es polterte und krachte, als würden ringsherum die Äste von den Bäumen brechen.

Was passierte da?

Ich verstand überhaupt nichts mehr, hielt den Atem an und lauschte.

Stille. Jetzt war nichts mehr zu hören. Nur ein paar Vögel gaben sich lustig und taten geradeso, als hätte es nicht eben, vor wenigen Sekunden, allen Grund gegeben, weit wegzufliegen.

Verschwunden war Schepper. Er saß nicht mehr auf seinem Grab. Auf seinem Platz hockte jetzt eine kleine graue Spitzmaus mit blitzblanken Augen und putzte sich mit den Pfötchen die Ohren. Ich mag Mäuse und diese hätte ich normalerweise ausgiebig bewundert.

Wenn nicht alles so verwirrend gewesen wäre.

Ich atmete tief durch, drückte Oskar gegen meine Brust, dann rief ich, ziemlich leise zuerst: »Sch… schep… per? Schschepper?«

So allein hatte ich mich noch nie gefühlt. »Schepper?«

Klapperte da was?

Da war was. Hinter der Wasserpumpe.

»Sei kein Feigling!«, ermahnte ich Oskar.

Vorsichtig schlichen wir uns am Grabhügel mit den weißen und der violettblauen Tulpe vorbei, vorsichtig näherten wir uns der Wasserstelle.

Ach, Schepper!

Ein furchtsames Häuflein Knochen klapperte im Schatten des Wasserbeckens. Zerfallen und verwürfelt schien ein verlorenes Körperglied an das andere anzupochen.

Ich staunte. »Was ist hier eigentlich los?«

Scheppers Kopf, der versteckt unter Rippen und Armknochen gelegen hatte, arbeitete sich ein Stück hervor.

»Ist sie weg?«, fragte eine kleinlaute Stimme.

»Wer soll weg sein?«, wollte ich wissen.

»Die Entsetzliche«, flüsterte Schepper heiser, »die Maus.«

»Die winzige Spitzmaus, die ich vorhin auf deinem Grab gesehen habe?«

»Die mit dem nackten Schwanz und den spitzen Zähnen«, wisperte Schepper.

Ich mochte es kaum glauben. »Du hast Angst vor Mäusen?«

»Du nicht?«, fragte Schepper.

»Angst vor Mäusen?!« Ich hätte beinahe laut gelacht. »Mäuse sind süß! Die tun doch keinem was!«

»Keine Ahnung«, sagte Schepper, »du hast keine Ahnung. Mäuse übertragen Krankheiten, sie fressen einem die Vorräte weg. Nichts ist vor denen sicher, nicht einmal meine Knochen.«

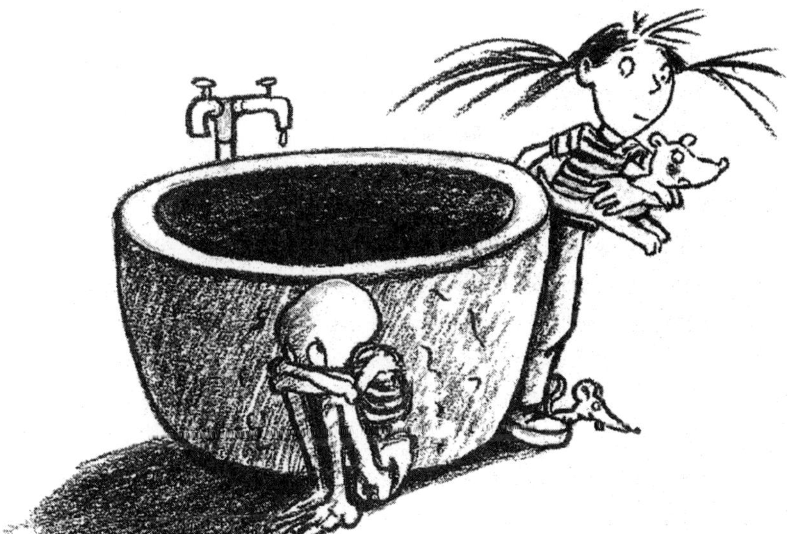

»Hör mal«, antwortete ich, »erstens bist du tot und Krankheiten können dir egal sein, zweitens brauchen Tote nichts zu essen und drittens haben sie keine Angst vor Mäusen, höchstens vor dem Teufel und der Hölle.«

»Wenn es eine Hölle gibt, dann ist sie voller Mäuse«, behauptete Schepper.

»Was heißt hier, *wenn es eine Hölle gibt*? Musst du doch wissen, ob es die gibt. Schließlich bist du von uns beiden der Tote!«

»Und du bist die Mäusespezialistin, richtig? Dann weißt du doch Bescheid über Geistermäuse!«

Ich schüttelte den Kopf. Da unterhielt ich mich mit einem echten, Schrecken erregenden Skelett, und das würde sich, wenn es eine hätte, am liebsten in die Hose machen, weil es an »Geistermäuse« glaubte. Das nimmt mir keiner ab, dachte ich.

»Hattest du schon immer Angst vor Mäusen?«, fragte ich. »Oder erst, seit du gestorben bist?«

»Das liegt bei uns in der Familie«, antwortete Schepper. Er begann damit, seine Rippen zu sortieren. »Du hättest meine Mutter erleben sollen. Alle Zimmer, die wir bewohnten, standen voller Stühle, damit sie es nie weiter als zwei Schritte hatte, um sich auf einen zu retten, falls ihr eine Maus über den Weg laufen sollte. Wir hatten so viele Stühle im Haus, dass kein Platz mehr da war für andere Möbel. Wir aßen von Stühlen, wir schliefen auf Stühlen, unsere Kleider lagen auf Stühlen. Stühle, nichts als Stühle, wohin man auch sah, und alles wegen der Mäuse!«

Ich reichte Schepper ein Schulterblatt, weil er gerade danach zu suchen schien. »Meinst du nicht, dass du jetzt ein bisschen übertreibst?«, fragte ich.

»Ich? Ich und übertreiben?! Hältst du mich für einen Märchenerzähler?« Schepper tat gekränkt. »Du weißt ja nicht, wie es bei meinen Großeltern ausgesehen hat!«

»Mehr Stühle als deine Eltern können die auch nicht gehabt haben«, bemerkte ich.

»Mehr Stühle nicht«, sagte Schepper, »aber mehr Mausefallen. Man konnte dort keinen Fuß vor den anderen setzen, ohne in eine Falle zu tappen. Drei Schritte bloß, und an jedem einzelnen Zeh baumelte mindestens eine Mausefalle! Meinst du, das war ein Vergnügen für meine Großeltern?«

Ich stellte mir die armen Füße von Scheppers Opa vor. »Das verstehe ich nicht«, sagte ich dann, »hattet ihr eine Mäuseplage?«

»Eine Mäuseplage? Heiliges Kanonenrohr, nein!« Schepper war entsetzt. »Mein Großvater war der berühmte Erfinder eines Mäusealarmsystems. Auf zehn Kilometer Entfernung konnte es Mäuse erkennen, dann gingen sieben Sirenen los: OOIIHJÜÜHH-OOIIHJÜÜHOOIIJÜÜHH! Einen Höllenlärm machte das, sage ich dir. Und gleichzeitig drehten sich von selbst dreiundachtzig Duschen auf, die mein Großvater rings um unser Haus installiert hatte. Daraus spritzte es *Mausverpissdich,* ein hochwirksames Antimäusebräu, das mein Großvater ebenfalls erfunden hatte.«

»Aber dann brauchtet ihr doch keine Mausefallen!«, rief ich. »Dein Opa hätte sich die gequetschten Zehen ersparen können!«

Schepper zuckte mit den gerade angepassten Schulterblättern. »Leider nein. Es gab zu viel Alarm in der Stadt: Verkehrsunfälle, Feuersbrünste, Raubüberfälle. Alle fünf Minuten heulten irgendwelche Sirenen. Und jedes Mal gingen unsere Duschen los und vergossen *Mausverpissdich*. Bis wir keines mehr hatten. Rohstoffmangel, verstehst du? Meine Großmutter besorgte dann die Mausefallen, die hätten vor *Mausverpissdich* auch geholfen, sagte sie. Nur meine Mutter, die konnte kein Blut sehen, die fand Stühle besser als Mausefallen«, schloss Schepper seinen Bericht.

Er war jetzt wieder ein richtiges Skelett. Kopf oben, Füße unten, meine ich.

»Die Mäuse haben euch doch gar nichts getan …«

»Schlimm genug, dass es sie gibt«, sagte Schepper. »Du hast wohl vor gar nichts Angst, wie?«

»Vor dir schon«, gab ich zu.

Schepper machte große Augenhöhlen. »Vor mir?«, fragte er ungläubig. »Das gibt's doch nicht!«

»Jetzt nicht mehr«, sagte ich, obwohl ich mir nicht sicher war, ob es stimmte.

Mein Blick fiel auf Oskar.

»Den habe ich für dich mitgebracht«, seufzte ich, »er heißt Oskar und ist ein Mutmacher.«

Mit einem Sarg fährt man nicht in den Urlaub

Melanie, Sarah Lucia und ich, wir hockten bei Lorenzo und löffelten Schokoladeneis. Aus der Musikbox dödelten *Die Toten Hosen* das Lied von den zehn kleinen Jägermeistern.

»Cool«, sagte Melanie, »dass du hingegangen bist, voll cool, ich meine, so was macht man ja auch nicht jeden Tag…«

»Und er hat echt Angst vor Mäusen?«, hakte Sarah Lucia nach.

»Hab ich euch doch erzählt«, antwortete ich.

»Süß«, meinte Melanie, »der ist ja richtig süß.«

»Ist er nicht«, sagte ich, »Tote sind nicht süß.«

»Aber richtig tot ist er auch nicht, dein Schepper«, fand Sarah Lucia.

»Und was ist *richtig tot*? Solange man selbst noch lebt, kann man gar nicht wissen, was richtig tot ist«, erklärte ich.

Sarah Lucia beklopfte ihre Fingerknöchel mit dem Eislöffel. »Ich hab mal einen toten Vogel gefunden«, erzählte sie, »den habe ich unter einem Hibiskusstrauch beerdigt.«

»Na und?«, unterbrach sie Melanie. »Tote Vögel habe ich auch schon begraben. Und meinen Goldhamster Murkel.«

»Ich wollte aber wissen, was in der Erde aus ihm geworden ist…«

»Hast du ihn…?«

»... wieder ausgegraben?«

Sarah Lucia nickte.

»Und??«

»Nichts.« Sarah Lucia zuckte mit den Schultern. »Er war nicht mehr da.«

Wir sahen uns stumm an.

»Ausgeflogen«, sagte Melanie nach einer Weile.

»Wohin denn wohl?«, fragte ich.

Melanie drehte die Augen nach oben.

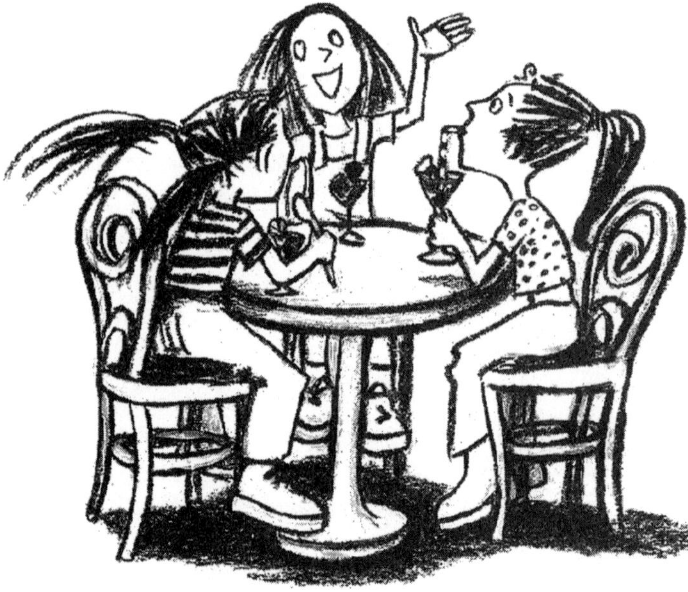

»Glaubst du?« Sarah Lucia kaute auf ihrem linken Daumennagel herum. »Also, wenn ich mal tot bin, dann sehe ich auch zu, dass ich so schnell wie möglich rauskomme aus der Erde. Und dann nichts wie weg, ab in die Wolken.«

»Halleluja singen, Harfe spielen, hä?«, fragte ich.

»Das ist doch langweilig!«, rief Melanie. »Wenn ich tot bin, ziehe ich 'ne affengeile Engelband auf, und jeden Abend mischen wir uns ins Fernsehprogramm, bis wir in den Hitlisten sind: *The Dead Sisters*! Die Leute werden Schreikrämpfe kriegen, wenn sie uns hören!«

»Dazu brauchst du nicht erst zu sterben«, sagte ich, »so, wie du singst!«

»Dich nehme ich nicht auf in meine Band.«

»Kannst du sowieso nicht. Weil du in deinem Grab vermodern wirst.«

»Und was war mit dem Vogel?«, schaltete Sarah Lucia sich ein. »Der war nicht mehr in der Erde.«

»Aufgefressen«, sagte ich, »irgendein Tier hat ihn ausgebuddelt und aufgefressen.«

Sarah Lucia schüttelte den Kopf.

»Doch.«

»Man müsste mal richtig nachgucken«, meinte Melanie. »Wie lange ist deine Tante Emmi schon tot?«

Gott sei Dank hatte sie dann doch nicht die Absicht, Tante Emmis Grab aufzuschaufeln. Ich glaube, sie wollte nur mal testen, wie wir auf ihren Vorschlag reagieren. Weil aber Sarah Lucia die Idee gar nicht so schlecht fand, hat Melanie schnell von was anderem geredet. Woran man erkennen kann, dass sie im Ernstfall gekniffen hätte.

Dafür sprach sie jetzt davon, dass sie Schepper möglichst bald kennen lernen wollte.

»Meinetwegen gerne«, sagte ich, »aber nicht sofort. Erst muss ich ihn fragen, ob es ihm recht ist.«

»Hey!«, rief Melanie. »Der gehört dir nicht!«

»Er ist in meine Träume gekommen, nicht in eure! Wenn er eure Bekanntschaft gewollt hätte, dann …«

»Kein Streit«, unterbrach mich Sarah Lucia. »Du fragst Schepper, ob wir mitkommen können. Vielleicht hat er ja gar nichts dagegen.«

Wir bezahlten unser Schokoladeneis und machten uns auf den Heimweg. Melanie und ich wohnen nicht sehr weit voneinander, aber Sarah Lucia musste in eine andere Richtung. Damit sie nicht so lange allein zu gehen hatte, beschlossen Melanie und ich, einen kleinen Umweg bis zur Bürgermeister-Weber-Straße zu machen. Dort entdeckten wir das Schaufenster, in dem ein Sarg stand.

»Guckt euch das an!« Melanie war ganz aus dem Häuschen.

Wir pressten die Nasen an die Scheibe.

»So einen ähnlichen hatte Tante Emmi auch«, erzählte ich.

»Komisch«, sagte Sarah Lucia, »wenn man sich vorstellt, dass man da mal drin liegt.«

»Es gibt Kissen und Zudecken«, erinnerte ich mich an das, was ich von Mama wusste.

»Echt?«

»Pie-tät Ha-datsch-ky«, las Melanie vor, was auf einem

Messingschild neben dem Sarg stand. »Erd-, Feuer- und Seebestattungen.«

»Pie-tät Ha-datsch-ky…«, wiederholte Sarah Lucia, »was ist das denn?«

»Der heißt wahrscheinlich so«, vermutete ich.

»Wer?«

»Na, der Ladenbesitzer.«

»Komischer Name«, sagte Sarah Lucia.

Als ich Schepper wieder traf, erzählte ich ihm von Pietät Hadatschky und seinem Geschäft in der Bürgermeister-Weber-Straße.

»Banausen, Banditen, Betrüger allesamt!«, schimpfte Schepper. »Malen einfach Palmwedel auf Bananenkisten und verkaufen den Mist als Särge. In den mickrigsten Autos gibt es heutzutage wenigstens Heizung und Radio. Und Autos sind bloß für ein paar Jahre gemacht, nicht für die Ewigkeit!«

»Mit Autos fährt man zur Arbeit oder in den Urlaub«, sagte ich, »Särge sind Betten für Tote. In meinem Bett habe ich auch kein Radio und keine Heizung.«

»Aber eine Matratze! Wetten, dass du eine Matratze hast?!«, regte Schepper sich auf.

»Du nicht?«

»HAAH!« Schepper hämmerte mit den Fäusten gegen sein Holzkreuz, sodass ich mir Sorgen machte, es könnte etwas kaputtgehen, das morsche Kreuz oder Scheppers Hände. »Wenn das, was in meiner Kiste liegt, eine Matratze sein soll, dann bin ich der Prinz von Äschnapur!«

Das Fass des Herrn Hadatschky

Abgesehen von ein paar Klamotten, die auf meinem Bett und dem Boden herumlagen, sah es in meinem Zimmer wirklich ordentlich aus. Okay, den Papierkorb müsste ich irgendwann mal auskippen und vielleicht auch die Teelöffel in die Küche zurücktragen, die in den leeren Jogurt- und Puddingbechern steckten, die sich in den letzten Tagen bei mir angesammelt hatten. Alles noch lange kein Grund, dass Mama sich so aufregte. Dreimal hatte ich ihr schon erklärt, dass ich jetzt keine Zeit zum Aufräumen hatte, aber sie blieb stur.

Wenn ich unbedingt sofort etwas haben will, sagt sie, dass ich trotzig bin und mir das schnellstens abgewöhnen muss. Bei ihr ist das immer ganz was anderes, dann muss ich machen, was sie will. Ich finde das ungerecht.

Aber was blieb mir übrig? Ich brachte den Müll aus dem Papierkorb in die blaue Tonne vor der Haustür und beförderte die Plastikbecher in den gelben Sack. Die meisten Klamotten schaffte ich auch weg: in den Wäschekorb. Und ein paar Sachen, die mir aus den Armen gefallen waren, mit dem Fuß unter mein Bett.

»Fertig!«, rief ich, als ich meine Jacke von der Garderobe angelte. »Ich hau jetzt ab!«

»Hier geblieben!«, rief Mama zurück. »Das Wunderwerk will ich mir erst einmal angucken.«

Und dann schnüffelte sie herum, sogar unter dem Bett. Typisch Mama! Kein anderer Mensch auf der Welt käme auf die Idee, seine Nase unter mein Bett zu stecken.

»Habe ich mir doch beinahe gedacht«, schnaufte Mama und zog ein paar Strümpfe hervor, die sie hinter sich warf.

Ihr Kopf und ihre Arme verschwanden jetzt ganz unter dem Bettgestell. Dafür kamen Dinge zum Vorschein, die ich längere Zeit nicht gesehen hatte. Der blöde Handarbeitsbeutel zum Beispiel.

»So eine Schweinerei!«, schimpfte Mama.

Das halte ich nicht aus, dachte ich, jetzt hat sie doch das Leberwurstbrot gefunden, das sie mir am Montag mit in die Schule gegeben hat. Außer mir wird niemand in der Klasse gezwungen, Kalbsleberwurstbrote zu essen. Dass es – gut eingepackt – unter meinem Bett lag, war Notwehr. Nur Mama würde das nie begreifen.

Ich machte ein paar leise Schritte rückwärts in die Diele.

Sarah Lucia und Melanie standen natürlich nicht mehr vor dem Schaufenster von Pietät Hadatschky. Die hatten viel zu lange auf mich gewartet.

Dabei wollten wir uns doch mit ihm über seine Arbeit unterhalten. Wie die Matratzen in den Särgen sind. Und ob mal jemand nachguckt, wenn einer beerdigt wurde. Wie es so geht und ob alles in Ordnung ist.

Ich überlegte, was ich jetzt machen sollte.

Vielleicht hatten sich Melanie und Sarah Lucia ins Eiscafé verkrümelt, vielleicht waren sie bei Doris im Atelier. Oder in Aldos Garten?

Am Straßenrand bremste ein Auto. Ich drehte mich um. Es war ein lang gezogener schwarzer Wagen mit Vorhängen an den hinteren Scheiben. Ich wusste, in solchen Autos transportiert man Tote. Ein dünner Mann mit nur wenigen blonden Haaren auf dem Kopf stieg aus. Er schloss das Tor neben dem Haus von Pietät Hadatschky auf. Dann setzte er sich wieder in das Auto und fuhr damit in die Einfahrt.

Ich beguckte den Sarg im Schaufenster. Und die komischen Blumenvasen, in die man nichts hineinstellen konnte, weil sie oben verschlossen waren. Das Tor stand immer noch offen. Herr Hadatschky hatte sicher nichts dagegen, wenn ich mich ein bisschen in seinem Hof umsah.

Dort hatte der Blonde den schwarzen Wagen vor einer Garage geparkt. Ein rothaariger Mann mit aufgekrempelten Hemdsärmeln öffnete die Türen an der Rückseite des Fahrzeugs. Neben ihm trippelte der Blonde von einem Fuß auf den anderen und redete auf ihn ein. Das schien dem Rothaarigen, der viel größer und kräftiger war, aber nicht zu gefallen.

»Quatsch mich nicht voll, Alter«, herrschte er den Blonden an. »Du machst einfach, was ich dir sage, und damit basta!«

Der Kleine wollte noch etwas einwenden, aber der Hemdsärmelige ballte die Faust und hob drohend den Ellbogen. Dann beugte er sich in den Wagen und zerrte schnaufend ein großes graues Fass aus seinem Inneren.

»Pack mit an!«, befahl er dem Blonden. »Fürs Quasseln wirst du nicht bezahlt.«

Sie hoben das Fass gemeinsam an, aber dem Dünnen

rutschte es gleich aus den Fingern. Es fiel laut polternd auf den Hof. Und jetzt flippte der Rothaarige total aus.

»Verdammt und zugenäht!«, schrie er. »Du Weichei bist echt zu nichts zu gebrauchen!«

»Ich mach das doch nicht mit Absicht«, verteidigte sich der Blonde.

»Ich mach gleich was mit dir«, tobte der andere, »und das mache ich mit Absicht!«

Mir wurde ganz flau im Magen. Der Blonde bückte sich nämlich nach dem Fass und dabei streifte sein Blick mich.

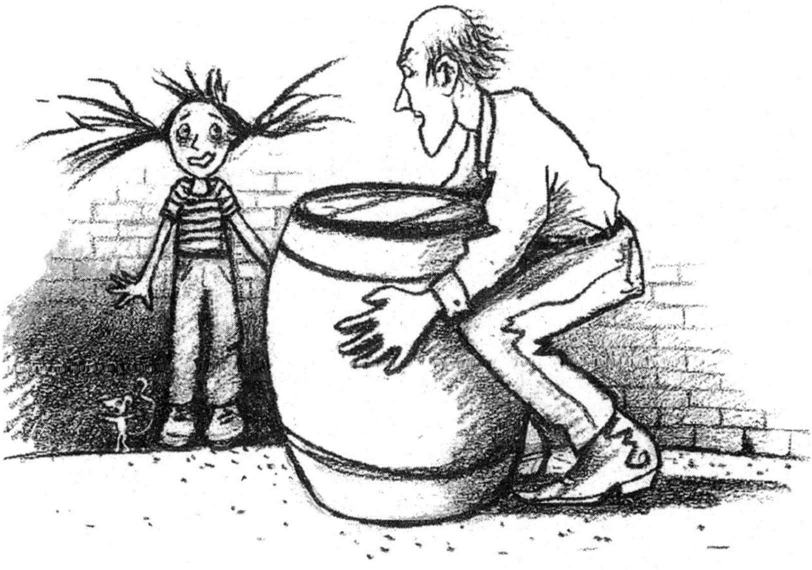

Seine Gesichtszüge versteinerten sich. Er richtete sich auf.

»Ich, ich wollte nur…«, setzte ich an. Dann fiel mir gerade noch rechtzeitig ein, dass es wohl besser wäre, möglichst schnell zu verschwinden, als irgendetwas zu erklären.

Die Eisdiele lag am nächsten zur Bürgermeister-Weber-Straße. Deshalb rannte ich zuerst dahin. Und war maßlos enttäuscht, dass Melanie und Sarah Lucia nicht dort waren. Ich hatte ihnen so viel zu erzählen. In meinem Kopf purzelten die Gedanken durcheinander.

Wer von den beiden Männern war Pietät Hadatschky? Warum waren die zwei so ätzend? Und was war in dem Fass? Ein Toter, den der Blonde aus seinem Bett abgeholt hatte?

Einen Bestatter hatte ich mir ganz anders vorgestellt. So ungefähr wie den Bäcker Schmitz bei uns an der Ecke. Hatte Papa doch gesagt: Die Brötchen kaufen wir beim Bäcker und für die Toten ist der Bestatter da. Wenn dem Bäcker Schmitz eine Tüte mit Brötchen auf den Boden fiele, würde der bestimmt nicht so herumbrüllen.

Als ich dann auf dem Weg zu Doris und Aldos Garten war, wurde ich traurig. Hatte Pietät Hadatschky auch Tante Emmi in so ein Fass gesteckt?

Ein cooles Grab für Schepper

Die saßen alle quietschvergnügt um den Gartentisch vor der Laube: Sarah Lucia, Melanie, Aldo und Doris. Das hätte mich beinahe wütend gemacht. Weil vorhin keiner in der Eisdiele war. Weil ich mich auf einmal so allein fühlte. Obwohl ich die anderen gerade gefunden hatte. Und überhaupt.

»Wir haben ewig lange auf dich gewartet«, sagte Sarah Lucia.

»Das stimmt«, bekräftigte Melanie.

»Hast du Lust auf Spagetti?«, fragte Doris.

»Setz dich erst einmal hin.«

Aldo drückte sanft einen Stuhl gegen meine Kniekehlen, gleich darauf stand ein Teller vor mir, von dem die Düfte ausgingen, die meine Nase am liebsten hat.

Zuerst stocherte ich finster in dem Essen herum, dann langte ich zu.

»Du hast Tomatensoße auf beiden Backen!«, rief Sarah Lucia.

Ich grinste.

»Leben ist *so*«, sagte Aldo und machte einen Buckel. »Und Leben ist so!« Seine Hände griffen nach den Wolken.

»Und nächsten Samstag wird es ganz toll«, erzählte Melanie eifrig. »Doris malt mit uns. Und Beate und die anderen Malerinnen sind auch dabei. Vielleicht machen wir sogar eine Ausstellung, später, wenn wir genug Bilder gemalt haben!«

»Mit Vernissage und so?«, fragte ich kauend.

»Mit einer ganz richtigen *Wer-nie-was*«, anwortete Sarah Lucia.

»Und Leuten, die langweilig mit einem Glas in der Hand herumstehen?«

»Ist doch unsere Sache, wen wir einladen«, sagte Melanie. »Und wer nie was anders macht, darf sich nicht beschweren«, sagte Doris.

Das leuchtete mir ein. Es gab eine ganze Menge Sachen auf der Welt, die man anders machen konnte. Nicht bloß Vernissagen. Beerdigungen sowieso! Ich nagte an einem Löwenzahnblatt und überlegte: Tote dürfte man nicht in Fässern abholen und in die Särge gehörten bessere Matratzen. Und Bücher! Mit Büchern ist es meistens nicht langweilig. Man kann sie auch zweimal lesen. Nicht alle. Aber einige.

Meinen Oskar hatte ich Schepper schon gegeben. Wenn ich ihm meine Bücher brächte …

Ich hatte eine andere Idee! Und die kam von Doris und Aldos Garten, der so schön bunt war. Ganz anders eben als die Gärten, in denen hier eine Tulpe steht und da ein Stiefmütterchen.

Als ich Sarah Lucia davon erzählte, war sie gleich einverstanden.

Schon am nächsten Nachmittag trafen wir uns vor dem Eingang zum Friedhof.

»Hast du alle Pflanzen mitgebracht, die wir gestern ausgegraben haben?«, fragte ich Sarah Lucia.

Sie nickte. »Und du? Gießkanne, Schippe, Harke?«

»Logo!«

»Und ich«, sagte Melanie, »ich habe Farben und Pinsel dabei. Schepper wird sein Holzkreuz nicht mehr wieder erkennen, wenn ich fertig damit bin.«

»Prima«, erklärte Sarah Lucia, »er kriegt das coolste Grab, das es jemals auf diesem Friedhof gegeben hat.«

»Ob er überhaupt zu Hause ist?«, fragte Melanie.

»Wenn gerade niemand von ihm träumt.« Ich guckte auf meine Armbanduhr. »Ist unwahrscheinlich um diese Zeit.«

»Hast du ihm auch gesagt, dass wir mitkommen?«

»Er hat nichts dagegen«, behauptete ich.

»Das ist alles so aufregend!« Melanie zupfte immerzu an ihrem Ohrläppchen. »Ein richtiges Skelett. Ich habe noch nie mit einem Toten gesprochen.«

»Tote sind auch bloß gewesene Menschen«, sagte ich.

»Aber immerhin tot«, meinte Melanie. »Die sind schlauer als andere.«

»Wieso?«

»Wegen Gott«, da war Melanie ganz sicher, »Gott verrät einem alle seine Geheimnisse, wenn man tot ist.«

»Vorher fände ich es besser«, sagte Sarah Lucia.

»Da drüben isses«, erklärte ich, »da sind die Gräber von den toten Kindern.«

Sarah Lucias Gesicht verdüsterte sich. »In Ordnung ist

das nicht«, meinte sie, »Kinder dürften einfach nicht sterben.«

»Das muss Scheppers Grab sein!«, rief Melanie. »Stimmt doch! Oder?«

»Ist ja echt öde«, stellte Sarah Lucia fest.

»Aber nicht mehr lange.« Melanie setzte die Tasche mit den Farbtöpfen ab.

Scheppers altes, verwittertes Holzkreuz leuchtete inzwischen rot, gelb und blau. Wir zupften, buddelten und pflanzten, wir gossen und harkten. Es machte Spaß. Bloß Melanie maulte immer mal wieder herum, dass Schepper sich jetzt endlich blicken lassen könnte. Schließlich wären wir seinetwegen da. Wenn ihr Papa das Wohnzimmer von Tante Claudia frisch tapezierte, ginge die auch nicht ins Kino oder so, sondern machte Kartoffelsalat und Würstchen für alle.

»Dass Schepper im Kino ist, glaube ich nicht«, sagte Sarah Lucia, »und außerdem hat er keine Küche da unten.«

»Aber schlechte Erfahrungen mit Fremden«, fügte ich hinzu. »Wenn ich es gleich nach meinem Tod mit Pietät Hadatschky zu tun gehabt hätte, wäre ich auch erst mal vorsichtig.«

»Glaube ich nicht«, sagte Melanie.

»Was?«

»Das mit dem Fass. Dass der Hadatschky die Toten darein tut.«

»Du kannst dich ja selbst davon überzeugen!«

»Darauf kannst du Gift nehmen«, erklärte Melanie.

»Lieber nicht«, meinte Sarah Lucia, »ich will ja nicht hauptberuflich Friedhofsgärtner werden.«

Eine Weile arbeiteten wir schweigend weiter.

»UFF!! Jetzt müssen wir bloß noch Scheppers Namen auf das Kreuz schreiben«, sagte Melanie schließlich.

»Friederich Karl Julius heißt er, dann noch was, dann Sebastian und Max ist auch dabei«, erinnerte ich mich.

»Passt nicht«, sagte Sarah Lucia, »viel zu lang.«

»Schepper reicht«, bestimmte Melanie.

Sie tauchte einen Pinsel in grüne Farbe und malte ein schönes *S*. Dann malte Sarah Lucia ein *C* in Blau und ich ein *H* in Rot, weil der Untergrund auf dem Kreuz an meiner Schreibstelle gelb war.

»Sieht irre gut aus«, meinte Sarah Lucia.

»Überhaupt nicht mehr öde«, sagte ich.

»Trotzdem hab ich jetzt Durst«, erklärte Melanie. »Hat jemand was zu trinken mitgebracht?«

»Nachher können wir in die Eisdiele gehen«, sagte Sarah Lucia, »erst machen wir hier alles fertig.«

Sie pinselte *EPPER* auf das Kreuz. Und das machte sie besser und bunter, als ich es gekonnt hätte.

»Ob es ihm so gefällt?«, fragte Sarah Lucia.

»Hundert Prozent«, sagte ich. Ich war stolz auf unser Werk. »Schepper wird begeistert sein.«

»Können wir jetzt gehen?«, drängelte Melanie. »Ich hab nämlich wirklich Durst.«

»Wenn du beim Einpacken hilfst, geht es schneller«, sagte Sarah Lucia. »Gib mir mal die Harke.«

»Gib du mir mal den roten Farbtopf«, erwiderte Melanie.

»Erst die Harke.«

»Den Farbtopf!«

»Die Harke!«

Sarah Lucia schnappte sich den roten Farbtopf, in dem noch ein Pinsel steckte. »Hast du Lust auf rote Ohren?«

Daraufhin bewaffnete sich Melanie mit dem blauen Pinsel. »Du wünschst dir wohl schon lange eine blaue Nase?«

Gerade wollte ich nach dem grünen Pinsel greifen, um bei dem Spiel mitzumachen, da merkte ich, dass mir schwindelig wurde. Die Erde unter mir schwankte und vor meinen Augen flimmerten graue Punkte.

»Ich muss mich mal hinsetzen«, murmelte ich. Auf unsicheren Beinen machte ich mich auf den Weg zur Bank neben der Wasserstelle.

Und schuld daran war immer noch die blöde Angina. Mama hatte es gesagt, als mir letzte Woche so komisch wurde. Wenn man lange hohes Fieber hatte, braucht der Körper seine Zeit, um sich zu erholen.

Sarah Lucia hatte inzwischen blaue Haare und Melanie einen dicken roten Klecks auf der Backe. Ich atmete tief durch. Immer schön durchatmen, das war Papas ständiger Ratschlag, wer ordentlich Luft holt, gibt seinem Gehirn die Möglichkeit, alles wieder an seinen Platz zu rücken. Ich machte den Mund auf…

»Wie ein Fisch auf dem Trockenen«, sagte Schepper. Plötzlich saß er neben mir auf der Bank.

»Wo kommst du auf einmal her? Und warum hast du dich die ganze Zeit versteckt? Melanie und Sarah Lucia …!«

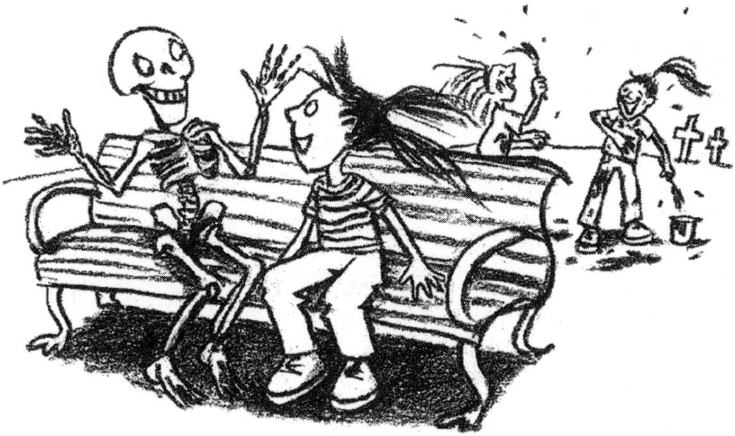

Schepper erzählte, dass er sich überhaupt gar kein kleines bisschen versteckt hätte, so was hätte einer wie er nicht nötig, die ganze Zeit über hätte er uns bei der Arbeit zugesehen, und dafür, dass wir zum ersten Mal ein Grab renovierten, hätten wir unsere Sache gar nicht mal schlecht gemacht.

»Gar nicht mal schlecht?!« Ich holte schon wieder tief Luft.

»Also, ich meine, äh, ich finde, richtig schön ...«

»Habt ihr gehört?«, rief ich Sarah Lucia und Melanie zu. »Es gefällt ihm!«

Sarah Lucia machte gerade eine Rolle seitwärts, um Melanies Pinsel auszuweichen.

»Es gefällt ihm!«, rief ich noch lauter.

Schepper legte seine Knochenhand auf meine Schulter. »So ist das eben«, seufzte er, »dich hören sie nicht und mich sehen sie nicht.«

Gottes Hühner – göttliche Hühner

Papa schüttelte den Kopf. Mama guckte mich entsetzt an.

»Unsinn! Das ist blanker Unsinn!«

»Ich habe es aber gesehen«, beharrte ich. »Pietät Hadatschky hat ein Fass aus dem Leichenauto geräumt. Und jetzt will ich wissen, ob er Tante Emmi auch in so einem Fass abgeholt hat.«

»Das heißt nicht *Piieehtät*«, sagte Papa, »das spricht man anders aus: *Pie-äh-täht*. Hast du zugehört? *Pie-äh-täht* heißt das.«

»Ist mir doch egal, wie man das ausspricht«, unterbrach ich ihn. Papa hätte sich sonst noch dreimal wiederholt. Wenn er etwas besser weiß als andere, hackt er immer darauf herum. »Mich interessiert bloß, warum man die Toten in Fässer steckt.«

»Du solltest lernen, aufmerksam zuzuhören, wenn man dir etwas erklärt«, machte Papa weiter, »dann sähe es nämlich in deinem Kopf ordentlicher aus. Das Wort *Pie-äh-täht* ist lateinisch und meint *Ehrfurcht, Liebe* und *Achtung* vor alten Bräuchen, vor Gott und vor den Eltern …«

»Pietät Hadatschky hat aber …«

»Hirngespinste!«, trompetete Papa. Seine Augen fixierten Mama. »Unser Fräulein guckt wohl zu viel fern.«

»Ist überhaupt nicht wahr!«, protestierte ich.

»Woher hat sie das denn sonst?« Papa war aufgebracht.

»Aus dem Fernsehen nicht«, sagte Mama.

»Hadatschky hat im Hof ein Fass aus seinem …«

»Unsinn!« Papa ließ mich einfach nicht ausreden.

Mama sah mich aus den Augenwinkeln an. Sie zuckte gleichzeitig mit den Schultern und den Augenbrauen. Das bedeutete: So ist Papa nun mal.

»Aber …«

»Was aber?«, wollte Papa wissen.

Mama schüttelte den Kopf.

»Nichts aber«, sagte ich.

Aldo war anders als Papa. Ihn hätte ich nach dem Fass von Pietät Hadatschky fragen können. Bloß hatte ich nach der »Unterhaltung« mit Papa keine Lust mehr dazu.

»Du bist heute schlecht gelaunt«, sagte Aldo.

»Bin ich nicht«, antwortete ich trotzig. »Wo bleiben denn Sarah Lucia und Melanie? Die wollten schon längst da sein!«

»Die werden schon kommen.« Aldo bohrte Stöcke in die Erde und band ein paar langstielige Pflanzen mit gelben Blüten und kleinen grünen Kugeln daran fest, sodass sie aufrecht standen.

»Ich könnte wetten, dass vor drei Tagen noch zwölf von denen da waren«, sagte Aldo. Er zeigte auf eine Kuhle. »Da zum Beispiel, da war auch eine Tomatenpflanze.«

»Tomatenpflanzen sind das?«, fragte ich.

Aldo nickte. Er nahm eine von den grünen Kugeln zwischen Daumen und Zeigefinger. »Das wird einmal eine dicke rote Tomate.«

»Sieht man ihr gar nicht an«, meinte ich.

»Noch ein bisschen Sonne, noch ein bisschen Wasser und ein bisschen Zeit«, sagte Aldo, »dann kannst du sie essen.«

»Immer muss man auf alles warten«, nörgelte ich. Melanie und Sarah Lucia konnten nun wirklich endlich aufkreuzen.

»Warten ist schlimm, wenn man nur wartet.« Manchmal sagte Aldo komische Sachen.

»Wie meinst du das?«

»Wenn man auf etwas wartet, sieht man nicht, was schon da ist. Das ist schlimm. Wenn man sich aber umschaut und sieht, was da ist, wartet man nicht mehr nur.«

»Was ist denn da?«

»Ich bin da«, sagte Aldo, »die Babytomaten sind da. Da drüben sind Hühner und scharren im Sand.« Er wies mit dem Kopf in Richtung Nachbargarten.

»Das sind langweilige, doofe Hühner«, stellte ich fest.
»Das sind Gottes Geschöpfe«, sagte Aldo.

»Ja, ja …«

Aldo lachte. »Freu dich an dem, was du siehst, was lebt und was wächst. Das ist Gottes Schöpfung und mehr noch: Gott selbst ist in allem, was er geschaffen hat.«

»Gott ist im Himmel!« Ich war entsetzt. »Und wenn du so was noch mal sagst, kommst du in die Hölle!«

»Der Himmel ist Gott«, sagte Aldo, »und also auch die Hölle. Ich bin immer bei Gott, weil Gott in mir ist.«

Ich sah mich um. Zum Glück war keiner da, der uns zuhören konnte.

»Und du, Marie«, behauptete Aldo, »bist ebenfalls ein

Teil der göttlichen Schöpfung, ein Teil von Gott!« Er strahlte mich an.

Jetzt ist er total übergeschnappt, dachte ich.

Pastor Bitzinger fiel mir ein und seine Kindergottesdienste jeden Sonntagmorgen. Wenn Pastor Bitzinger gehört hätte, was Aldo erzählte …

»Nun guck nicht wie ein ertappter Dieb.«

»Wie wer? Warum?«

»Wie einer, der sich fürchtet«, sagte Aldo. »Du musst keine Angst haben. Vor nichts und niemand.«

»Vor Gott muss man Angst haben!« Mir kam es so vor, als versuchten sich die Worte, die ich herausbrachte, gegenseitig zu überholen. »Gott kann nämlich alles und weiß alles. Und er kann sehr böse werden! Und wenn man erst gestorben ist, dann kriegt man alles heimgezahlt, jeden Mist, alles! Und du solltest so was nicht sagen, dass du auch Gott bist und dass ich ein Teil von Gott bin und so, das darf überhaupt gar keiner …«

»Außer Gott«, unterbrach mich Aldo, »wo ist das Problem?« In aller Seelenruhe band er die Tomatenpflanzen weiter an den Stöcken fest. »Freu dich einfach, dass du vor Gott keine Angst haben musst. Nur vor dir selbst.«

»Vor mir selbst?!«

Aldo nickte. »Du kannst böse auf dich sein. Du kannst dich aber auch mögen. Wenn du böse auf dich bist, geht es dir schlecht. Dann sitzt du in deiner eigenen Hölle. Besser, du bist gut zu dir …«

Im Garten nebenan krähte der Hahn.

»Hörst du? Der ist stolz auf sich«, sagte Aldo.

»Nee«, erwiderte ich, »der tut bloß wichtig. Und ich muss aufs Klo.«

Ich marschierte um die Laube herum, an deren Hinterseite es einen kleinen Anbau gab. Und eine Tür mit einem Guckloch in Form eines Herzens.

Da saß ich und hatte keine Lust mehr, mir den Kopf zu zerbrechen über Himmel und Hölle, Götter und Hähne, über *Piieeh-tät* und *Pie-äh-täht*. Ich baumelte mit den Beinen und bohrte in der Nase. Obwohl ich mir das schon lange abgewöhnt hatte. Aber jetzt im Dunkeln hinter der Herzchentür...

Herr von Ribbeck auf Ribbeck im Havelland,
ein Birnbaum in seinem Garten stand

Das Gedicht nahmen wir gerade im Deutschunterricht durch. Bis morgen sollten wir die beiden ersten Strophen auswendig lernen. Es war elendig lang.

und kam die goldene Herbsteszeit
und die Birnen leuchteten weit und breit,
da stopfte, wenn's Mittag vom Turme scholl,
der von Ribbeck sich beide Taschen voll...

Ich wusste nicht weiter. Denn jetzt folgten ein paar Zeilen in einer Sprache, die kein Mensch mehr kennt. Ich begann einfach noch mal von vorn.

... ein Birnbaum in seinem Garten stand

War doch eigentlich egal, wie das Gedicht genau ging. Wichtig war bloß, dass dieser Herr Ribbeck Birnen von seinem Baum an die Nachbarskinder verschenkte.

Irgendwann starb er, und die Leute, die alles geerbt hatten, waren ziemliche Geizkragen. Jedenfalls behielten sie alle Birnen für sich. Für den Fall hatte Herr Ribbeck aber schon vorgesorgt und sich eine Birne mit in seinen Sarg legen lassen. Die verwandelte sich in einen Birnbaum, der aus dem Grab wuchs. Und in dem hockte der Ribbeck und quatschte die Kinder an, die auf dem Friedhof spielten oder zufällig vorbeikamen: Birnen, eins a Birnen zu verschenken…

Eigentlich war der Ribbeck so ein Typ wie Schepper. Für solche Leute ist das nichts mit der *ewigen Ruhe*…

»Komm raus, Marie!« Sarah Lucia und Melanie klopften gegen die Herzchentür. »Oder bist du ins Plumpsklo gefallen?«

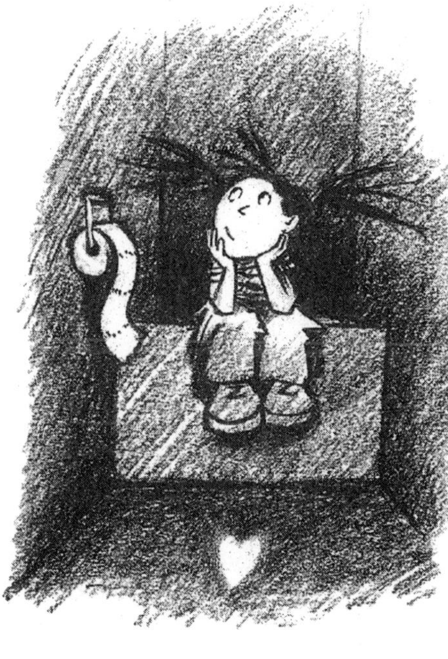

Im Plumpsklo, dachte ich später, wäre es bestimmt bequemer gewesen als in der Telefonzelle, in die wir drei – Melanie, Sarah Lucia und ich – uns gequetscht hatten. Jedenfalls weicher. Ich spürte, wie sich Melanies spitzer Ellenbogen zwischen meine Rippen bohrte. Sie blätterte im Telefonbuch.

»Da ist er«, sagte Melanie. »Hadatschky Bestattungen, Telefonnummer 1 17 39.«

»Wer spricht mit ihm?«, fragte Sarah Lucia.

»Ich nicht«, wehrte ich ab, »wenn ich mit ihm rede, glaubt ihr mir hinterher ja wieder nichts.«

»Machst du es?« Sarah Lucia sah Melanie an.

»Warum ich?«

»Wenn du zu feige bist …«

»Schon gut«, sagte Melanie, »bevor ihr euch in die Hosen macht …« Sie steckte die Telefonkarte in den Apparat und wählte Hadatschkys Nummer.

Das Freizeichen tutete aus dem Hörer, den Melanie fest umklammert hielt. Es war stickig in der Telefonzelle. Ich merkte, wie sich ein kalter Schweißtropfen aus den Haaren an meiner Schläfe löste und langsam über meinen Hals in den Kragen kroch.

»Hadatschky. Erd-, Feuer- und Seebestattungen«, meldete sich eine besorgt klingende Männerstimme. »Was kann ich für Sie tun?«

»Ein Todesfall«, sagte Melanie mit belegter Stimme, »wir haben einen schrecklichen Todesfall zu beklagen.«

»Mein herzliches Beileid«, schnurrte Hadatschky, »ich bin für Sie da.«

Von der Ordnung in Besteckschubladen

Nach dem Abendessen half ich Mama freiwillig beim Abtrocknen des Geschirrs. Ich hatte ein mulmiges Gefühl in der Magengegend, und das kam nicht von den Pellkartoffeln mit Kräuterquark, die wir gerade gegessen hatten.

Es wäre eben doch besser gewesen, wenn ich mit Hadatschky geredet hätte. Dann hätte ich die Fragen gestellt und nicht Hadatschky. Dann hätte Melanie nicht die Antworten gegeben, die ihr in der Aufregung rausgerutscht sind. Und ich müsste jetzt keine Bauchschmerzen haben. Wenn uns jemand auf die Schliche käme, ich mochte es mir gar nicht ausmalen …

Melanie war überhaupt nicht dazu gekommen, Pietät Hadatschky nach seinen Fässern zu befragen. Dabei hatten wir uns alles gut überlegt.

Bei uns ist ein Kind gestorben, sollte Melanie ganz nebenbei sagen, Sie haben doch sicher auch kleinere Fässer, um es abzuholen?

Aber selbstverständlich, hätte Hadatschky erwidert, wir verfügen über Fässer für Dicke und Dünne, für Männer und Frauen, für Erwachsene und natürlich auch für Kinder. Bevorzugen Sie eine bestimmte Farbe?

Dann wäre alles klar gewesen. Melanie hätte über die schlechte Telefonverbindung klagen können. – Hallo? Herr

Hadatschky, sind Sie noch da? – Wir hätten den Hörer aufgelegt, und Sarah Lucia und Melanie hätten nun selbst gewusst, dass meine Geschichte vom Fass im Leichenauto stimmte.

Stattdessen hatte Hadatschky Melanie nach Stich und Faden ausgefragt: Um wen handelt es sich bei dem Verstorbenen? Ihr Herr Vater vielleicht? Oh, ein Kind, so etwas ist immer tragisch. Der Arzt war gewiss schon da, um den Totenschein auszustellen? Jetzt brauche ich nur noch Ihren Namen und Ihre Adresse. In einer halben Stunde sind wir bei Ihnen.

Scheiße, hatten wir alle drei im Chor gestöhnt, als Melanie den Telefonhörer einhängte.

»Ich möchte bloß wissen, wo du schon wieder mit deinen Gedanken bist?« Mamas Stimme holte mich in die Küche zurück.

»Wieso? Was ist denn?«

»Muss ich dir erst erklären, dass es in der Besteckschublade ein Fach für Löffel, ein Fach für Messer und auch eines für Gabeln gibt? Du wirfst ja alles kreuz und quer hinein!«

»Ist doch egal …«

»Das ist eben nicht egal«, bestimmte Mama. »Geh mal da weg, bevor das Chaos noch größer wird.«

»Messer zu Messer, Löffel zu Löffel, Staub zu Staub«, brummte ich.

Wenn Mama keine anderen Sorgen hatte …

Wirklich schlimm war, dass Melanie eine Adresse angegeben hatte, als Hadatschky sie danach fragte. Und zwar keine erfundene, sondern die unseres Klassenfurzmeisters Boris.

Mir fiel ein, dass Boris – so wie ich – das einzige Kind seiner Eltern ist. Indem wir behauptet hatten, dass in seiner Familie ein Kind gestorben war, hatten wir Boris für tot erklärt. Auch wenn ich ihn nicht zu meinen allerbesten Freunden zähle, die Sache war nicht in Ordnung.

Und was hatte die ganze Aktion gebracht?

Melanie, Sarah Lucia und ich waren durch die halbe Stadt gerast, um dabei zu sein, wenn Pietät Hadatschky mit seinem Leichenauto bei Boris vorfuhr. Passiert ist passiert, hatte Sarah Lucia gemeint, wenn wir jetzt nicht hingehen, ändert das auch nichts mehr.

Wir hatten gerade noch Zeit, uns ein Versteck zwischen parkenden Autos und einer Hecke zu suchen, von dem aus wir das Haus, in dem Boris wohnt, gut beobachten konnten, da bog Hadatschkys schwarzer Wagen bereits um die Ecke. Langsam rollte er durch die Straße und stoppte schließlich vor dem angeblichen Trauerhaus.

Mir schlotterten die Knie, Sarah Lucia kaute auf ihrer Unterlippe herum, und Melanie meldete, dass sie dringendst ein Klo brauchte. Press die Beine zusammen, riet Sarah Lucia.

Dann stieg ein bulliger Mann im dunklen Anzug aus dem Auto. Er rückte den Knoten seiner Krawatte zurecht und fuhr sich anschließend mit beiden Händen durchs Haar. Durch rotes Haar. Ich erkannte den Wüterich vom Hinterhof, vor dem ich die Flucht ergriffen hatte. Er steuerte auf Boris' Haustür zu und klingelte. Wenig später war er hinter der Tür verschwunden.

Was jetzt wohl im Haus ablief? Sarah Lucia, Melanie und

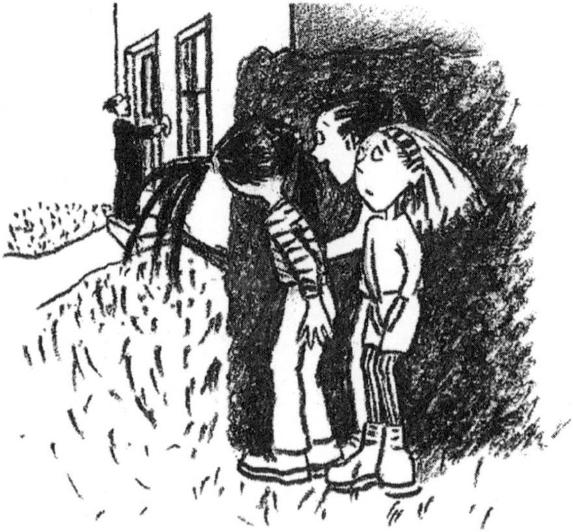

ich, wir guckten uns mit Riesenfragezeichen in den Augen an.

Dass sie sich gleich in die Hose machen würde, sagte Melanie, und Sarah Lucia bemerkte: Kleine Sünden straft der Herr sofort.

Kleine Sünde?

Ich malte mir aus, was Mama wohl machen würde, wenn Hadatschky plötzlich vor unserer Wohnungstür stünde: Herzliches Beileid, gnädige Frau, wo ist denn Ihr totes Kind?

Wenn man wenigstens einen Blick auf die Fässer im Auto werfen könnte, wünschte sich Sarah Lucia und schimpfte auf die blöden Vorhänge an den Scheiben. Und Melanie, die eigentlich genug damit zu tun hatte, die Beine zusammenzukneifen, raunzte, dass Sarah Lucia doch gleich in den Leichenkarren kriechen sollte, vielleicht hätte Hadatschky ja vergessen, ihn abzuschließen.

In dem Moment traute ich Sarah Lucia zu, dass sie es probieren würde. Sie sah uns kopfschüttelnd an, kräuselte die Stirn und …

Nein!!!

Auf dem Küchenfußboden lagen die Scherben der Salatschüssel.

»Jetzt reicht's!«, rief Mama. »Die schöne Schüssel von Tante Emmi! Kannst du nicht aufpassen?«

Ich hatte gar nicht bemerkt, dass es eine Schüssel war, nach der ich zuletzt gegriffen hatte. Hatte ich das nach all den Tellern überhaupt?

»Dann trockne doch alleine ab!« Ich warf das nasse Geschirrhandtuch zu den Scherben.

Und knallte die Tür zu meinem Zimmer hinter mir zu. Der Schlüssel fiel aus dem Schloss. Ich hob ihn auf, steckte ihn wieder in das Loch unter der Türklinke und drehte ihn um. Einmal. Zweimal.

Draußen bellte der Hund von Hasselmanns. Ich stellte mich ans Fenster und guckte eine Weile hinaus. Aber außer Hasselmanns Hund, der nun nichts mehr sagte, sondern stattdessen unseren Vorgartenzaun anpinkelte, gab es nichts zu sehen.

Als ich später in meinem Bett lag, klappte es weder mit Lesen noch mit Einschlafen. Beim Lesen bemerkte ich nach ein paar Minuten, dass meine Gedanken ganz woanders waren. Obwohl das Buch, das ich mit ins Bett genommen hatte, gar nicht langweilig war. Ich knipste das Licht aus und drehte mich auf die Seite. Aber in meinem Kopf war alles viel zu lebendig, um dem Tag Tschüss zu sagen.

Wenn Hadatschky nämlich nur ein paar Augenblicke länger im Haus geblieben wäre, wenn Melanie nur ein bisschen früher auf die Idee gekommen wäre, dass der Leichenwagen womöglich nicht abgeschlossen war, Hadatschky hätte Sarah Lucia erwischt …

Ich hatte Seitenstiche und hechelte wie ein Hund, aber ich rannte! Durfte nicht aufhören zu rennen, denn vor mir fuhr ein schwarzer Wagen, den ich verfolgen musste! Die Vorhänge an seiner Heckscheibe waren heruntergerissen. Sarah Lucia hämmerte mit den Fäusten gegen das Glas. Ihr Mund bewegte sich, sie rief um Hilfe, aber kein Ton drang aus der finsteren Limousine nach außen. Der Wagen glitt lautlos durch die Straßen der Stadt, passierte rote Ampeln, Spielplätze und Fußgängerzonen, niemandem schien er aufzufallen. Ich rannte hinterher, kämpfte mit meinen müden Beinen, Atemlosigkeit, Herztrommeln in meinen Ohren.

Als das Fahrzeug durch die Bürgermeister- Weber-Straße segelte, konnte ich nicht mehr. Ich stolperte und stürzte, hob den Kopf und sah gerade noch das blasse Gesicht von Sarah Lucia. Dann schlossen sich die Tore zu Pietät Hadatschkys Hinterhof.

Ein blauer Lastwagen holperte über das Kopfsteinpflaster der Bürgermeister-Weber-Straße. Auf der Ladefläche stand Papa, eine Flüstertüte in der Hand.

»Unsinn! Es ist alles blanker Unsinn!«, dröhnte seine Stimme durch die Häuserschlucht.

Damit Papa mich nicht entdeckte, kroch ich hinter eine Mülltonne, die man zum Leeren auf den Gehweg gestellt hatte.

»Krummsinn! Es ist alles kranker Dummsinn!«, verkündete Papa den Leuten in ihren Wohnungen seine Botschaft. »Halten Sie Ordnung in Ihrer Besteckschublade, dann ist auch Ordnung in Ihrem Kopf. Dann ist alles in Ordnung.«

Neben mir kicherte jemand.

»Schepper?! Wie kommst du hierher?«

»Kleiner Ausflug«, grinste Schepper.

Der blaue Lastwagen entfernte sich. Immer leiser wurde Papas Stimme: »Ordnung, Ordnung, alles in Ordnung …«

»Was ist in Ordnung?«, fragte Schepper.

»Überhaupt nichts«, antwortete ich. »Pietät Hadatschky hat Sarah Lucia gekidnappt.«

»Warum?«

»Wegen der Fässer«, erklärte ich. »Sarah Lucia und Melanie wollten mir nicht glauben, dass Hadatschky die Toten in Fässern von zu Hause abholt.«

»Was macht der?« Schepper nahm mir die Geschichte anscheinend auch nicht ab. »Der steckt Tote in Fässer?«

»Ich hab ihn beobachtet, wie er ein Fass aus seinem Leichenwagen geholt hat«, berichtete ich.

Schepper hakte die Daumen zwischen seinen Rippen ein. »Du hast ein Fass gesehen. Du hast nicht gesehen, was in dem Fass ist«, sagte er.

Die Kunst ist frei

Träume sind keine bunten Seifenblasen, die platzen, wenn man aufwacht. Mama und Papa denken das vielleicht. Ich wusste inzwischen, dass es Träume gibt, die aus einer Wirklichkeit kommen, von der man bislang nur keine Ahnung hatte. Die Löwen zum Beispiel leben in Afrika. Dass sie mir noch nie auf dem Schulweg begegnet sind, ist ihnen egal. Es gibt sie in den wirklichen Steppen Afrikas.

Auch wenn ich also *bloß* geträumt hatte, dass Hadatschky Sarah Lucia in seiner schwarzen Totenkutsche entführt hatte, auch wenn ich mich immer wieder daran erinnerte, dass er aus dem Haus kam, bevor Sarah Lucia Gelegenheit hatte, sein Auto nach Fässern zu durchsuchen, war ich doch froh, sie am Samstag in Doris' Atelier wieder zu sehen.

Zum Kinderkunsttag war alles in der Werkstatt umgeräumt worden. Es gab Platz für Bänke und Tische, die sonst nie da standen, eine Kuchentheke, Luftballons und einen Riesenbaumstamm in der Mitte der Halle. An dem durfte herummeißeln, wer wollte. Und das waren viele. Vor allem Jungens kloppten mit ihren Holzhämmern drauflos.

Wir hielten uns die Ohren zu und verdrückten uns in einen Nebenraum, der hauptsächlich von den Malerinnen genutzt wurde, von Vesna, Anita und Beate. Hier stand ein großer Tisch zum Malen. Und Pinsel, Farbtöpfe, alte Tapetenrollen. Einige kleinere Kinder waren bereits bei der Sache. Damit sie ihre Klamotten nicht voll schmierten, hatten sie Kittel übergezogen. Jedenfalls wirkten die Blusen und Hemden, die mal Erwachsenen gehört hatten, an ihnen wie Kittel. Sie reichten bis zu den Schuhen der Knirpse.

»Hallo, ihr drei Hübschen! Wollt ihr mitmachen?«, begrüßte uns Vesna.

»Das ist ja der reinste Kindergarten«, flüsterte Melanie uns zu.

»Wir gucken uns erst mal um«, antwortete Sarah Lucia laut.

»Lasst euch nur Zeit«, lachte Vesna.

Sie krempelte einem der Stöpsel die überlangen Hemdsärmel hoch und führte ihn in eine Ecke des Raums, wo – mit Klebeband befestigt – Tapetenstücke an der Wand hingen. Auf dem Boden davor waren ein paar Ziegelsteine aufeinander geschichtet. Vesna hob den Kleinen auf die Steine und nun stand er mit dem Rücken zur Tapete.

»Ich zeichne jetzt deine Umrisse auf die Tapete«, sagte Vesna, »und du malst dich nachher aus.«

Der Junge nickte und rührte sich nicht. Für mich sah es so aus, als befürchtete er, Vesna würde ihn gleich an die Wand nageln.

Etwas weiter weg stand Anita. Von einer Gruppe Mädchen umringt. Ansichtskarten gingen von Hand zu Hand. Ich rückte näher.

»Abgemalt wird nicht«, sagte Anita. »Schaut nur, welche

Farben und Formen euch gefallen. Dann legt ihr die Karten zurück und macht euer eigenes Bild.«

»Ist das hier Schule?« Melanie legte ihre Hand auf meine Schulter. »Ich dachte immer, die Kunst ist frei.«

»Frei wie ein Vogel!« Das war Doris' Stimme.

»Wo ist Aldo?« Ich konnte ihn nicht entdecken.

»Im Garten«, sagte Doris. »Da bewundert er die Regenwürmer und erzählt ihnen Geschichten.«

Ich hatte auf einmal Sehnsucht nach Aldo und dem Zaubergarten.

Träume sind keine bunten Seifenblasen, die platzen, wenn man aufwacht. Die Welt ist auch nicht neu geboren, wenn man nach einem langen Schlaf die Augen öffnet. Mir hing unser Abenteuer von gestern wie Blei im Hirn.

»Heißer Quarkstrudel!«, jubelte Melanie. »Den müsst ihr probieren!« Wir standen an der Kuchentheke.

Was hatte Schepper gemeint, als er sagte: Du hast ein Fass gesehen, du hast nicht gesehen, was in dem Fass ist?

»Keinen Hunger?« Melanie hielt mir ihre Kuchengabel vor den Mund. Ich zog eine Grimasse.

Was, außer Toten, transportiert man denn sonst noch in einem Leichenwagen?

»Für mich Apfelkuchen«, bestellte Sarah Lucia.

Quarkstrudel, Apfelkuchen!

»Mit Sahne, mit ganz viel Sahne.«

Ob ich mich auf den Weg zum Friedhof machen sollte? Ein bisschen mit Schepper quatschen?

»Das Theaterstück für Kinder beginnt in fünf Minuten«,

rief Beate. »Wer zuschauen möchte, sollte jetzt aufhören zu malen, seinen Kuchen aufessen oder noch mal zur Toilette gehen. Die besten Plätze sind nämlich in der ersten Reihe!«

Kurze Zeit später waren alle weg. Sogar Melanie und Sarah Lucia. Ich steckte die Hände in die Hosentaschen und schlenderte rüber in den Malraum.

Ganz alleine war ich doch nicht. Der Knirps, der vorhin stocksteif an der Wand gestanden hatte, platschte eine Farbschicht nach der anderen auf sein Selbstbildnis. Rote, blaue und lila Flächen schoben sich aneinander. Seine Umrisse, von Vesna vorgegeben, waren ihm total egal. Er drückte den Pinsel auf der Tapete aus und sauste los, um ihn erneut in einen Farbeimer zu tauchen. Der nächste schien ihm dafür genau der beste zu sein.

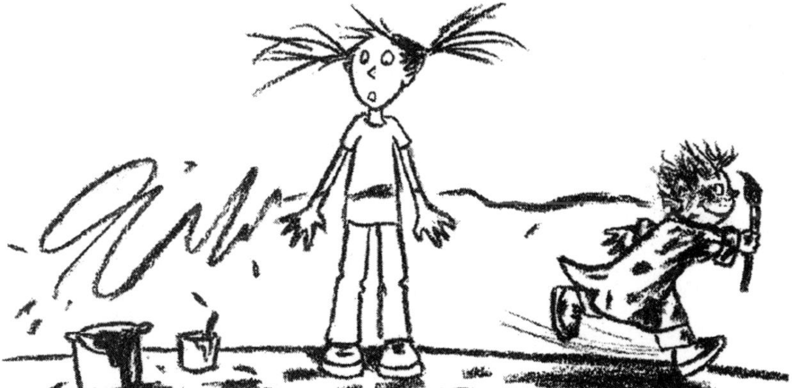

»Haben sie dich hier vergessen?«

Irgendwie war ich auf die Rennstrecke des Kleinen geraten. Schon war mein T-Shirt bunter.

Der Knirps sah mich zornig an.

»Alles klar, ich tue dir ja nichts …«

Mit der pinselfreien Hand griff er nach einem Gegenstand, der auf dem Tisch neben ihm lag, und warf ihn mir gegen den Bauch. Eine Rolle Klebeband.

Ich bückte mich.

Der Maler flitzte vorbei.

Jetzt genügte ihm sein Stück Tapete nicht mehr. Großzügig verteilte er ein leuchtendes Blau auf der angrenzenden Wand.

Ich räumte die Bilder zur Seite, die in seiner Nähe an der Wand lehnten. Wieso kümmerte sich keiner von den Erwachsenen um den Kleinen?

Das Klebeband, mit dem er mich beworfen hatte, lieferte mir den rettenden Einfall. Ich musste tapezieren, um das Atelier der Malerinnen vor dem größten Chaos zu bewahren. Also gut, ich machte mich an die Arbeit.

Der Zwerg grinste. Was ich da machte, schien ihm zu gefallen. Oder doch nicht? Jetzt streckte er mir die Zunge heraus. Was du kannst, kann ich schon lange, dachte ich. Drei nebeneinander geklebte Tapetenbahnen standen mir inzwischen zur Verfügung. Hier gab es nicht nur Pinsel und Farben für einen.

»Super!«, staunte Sarah Lucia, die plötzlich hinter mir stand. »Ist ja echt geil!«

»Fast«, gab ich zu, »irgendwas stimmt noch nicht mit Scheppers Bauch.«

»Da hat er ja auch bloß Rückenwirbel«, meinte Sarah Lucia, »aber das Kreuz ist genau so, wie wir es bemalt haben! Und schön bunt ist es auf seinem Grab. Was ist denn das dicke Grüne da?«

»'ne Birne«, antwortete ich, »wie beim Ribbeck aus dem Gedicht.«

»Birnen sind kleiner«, meinte Sarah Lucia.

»Aber die nicht, weil sie wichtig ist.«

»Warum?«

»Weil es mit der Birne weitergeht«, sagte ich. »Der Typ ist gestorben. Aber er verschenkt immer noch Birnen.«

»Und was ist das?«

»Ein Fass. Sieht man doch.«

»Von Pietät Hadatschky?« Melanie stand jetzt auch vor meinem Bild.

»Von wem denn sonst?«

»Darf ich?« Sarah Lucia hielt bereits einen tropfenden Pinsel in der Hand.

»Klar.«

Wenig später prangte ein Piratentotenkopf auf dem Fass, gekreuzte Knochen unter einem hohläugigen Schädel. »Das Fass von Herrn Hadatschky«, sagte Melanie. »Gift«, flüsterte ich, »solche Etiketten klebt man auf Giftflaschen.«

Unglaubliche Geschmacklosigkeit

Es war kurz vor dem Ende der vierten Schulstunde. Frau Kaufmann erzählte uns gerade, dass die letzten beiden Stunden, in denen wir eigentlich Werken bei Frau Schmidt gehabt hätten, ausfallen müssten.

»O wie schaaade!«, trompetete Benni.

Und allen war klar, dass er es überhaupt nicht schade fand. Die anderen übrigens auch nicht. Boris nahm das freudige Ereignis zum Anlass für einen lauten Furz.

Melanie grinste: »Hat ihm wohl nicht geschadet, dass er Besuch von Hadatschky hatte.«

»Ruhe!«, rief Frau Kaufmann.

Von hinten flog ein zusammengeknüllter Zettel über meinen Kopf und landete auf der Tischplatte vor mir. Ich faltete ihn auseinander.

»Lass mal sehen«, drängelte Melanie.

Gemeinsam lasen wir, was uns Sarah Lucia mitteilte: »Totgesagte fuhrtzen länger.«

Zum Glück klingelte es jetzt endlich.

»Machen wir noch was, bevor wir nach Hause gehen?«

»Heute nicht«, sagte Melanie. »Meine Mutter hat versprochen, mit mir einkaufen zu gehen. Wenn wir früher mit dem Essen fertig sind, komme ich schneller zu meinen neuen Turnschuhen.«

»Und was ist mit dir?«, fragte ich Sarah Lucia.

»Weiß nicht.« Sie zuckte mit den Schultern. »Was hast du denn vor?«

»Friedhof?«

»Ich hab schon über 'ne Woche keine Post mehr von meinen Eltern bekommen«, überlegte Sarah Lucia, »vielleicht ist heute was für mich im Briefkasten. Schepper können wir immer noch besuchen. Der läuft uns nicht weg.«

Also machte ich mich allein auf den Weg.

Der Blumenladen vor dem Friedhof hatte geschlossen. In der Tür hing ein Schild: *Bin gleich zurück.* Kein einziges Auto auf dem nahe gelegenen Parkplatz. Bloß ein paar Vögel zwitscherten in den Sträuchern und Bäumen und die Sonne grub ihre Wärme in den Asphalt. Im Schatten einer alten Kastanie döste eine Oma auf einer Bank. Sonst traf ich niemanden. So ausgestorben wie heute war mir der Friedhof noch nie vorgekommen.

Total lebendig leuchtete mir im Gegensatz dazu Scheppers buntes Holzkreuz entgegen. Unsere Aktion *Ein cooles Grab für Schepper* hatte es voll gebracht. Na ja, die Pflanzen ließen ein bisschen die Köpfe hängen. Ich würde sie gießen müssen. Aber das Kreuz …

He, da hatte jemand was drauf geklebt!

Mit ziemlicher Empörung ging ich der Sache auf den Grund.

Der Aufkleber war rot, und es stand eine Menge Zeugs darauf:

– *Nutzungsrecht abgelaufen*

– Ruherecht abgelaufen
– Grabstein ist lose
– Grabpflege erforderlich
– Angehörige bitte bei der Friedhofsverwaltung melden

Der letzte Punkt war angekreuzt. Was bedeutete das denn? Ich holte tief Luft, damit mein Gehirn genug Sauerstoff bekam, um das Rätsel möglichst schnell zu lösen.

»Das bedeutet, dass sich die Angehörigen bei der Friedhofsverwaltung melden sollen«, sagte Schepper, der von der Wasserstelle her rübergeschlendert kam und wahrscheinlich Gedanken lesen konnte.

»Und warum?«

»Warum ist die Banane krumm?«

»Im Ernst ...«

»Summ, summ, summ, Bienchen flieg herum ...«

»Du bist albern«, beschwerte ich mich.

Schepper machte einen Handstand. »Kannst du das auch? Guck mal, ich kann sogar auf den Händen gehen!«

»Jetzt lass den Quatsch! Was wollen die von der Friedhofsverwaltung von deinen Angehörigen?«

Schepper rollte sich geschickt ab und blieb neben Peters Grab und dem Mümmelmann mit den herabhängenden Ohren auf dem Boden sitzen. »Weiß ich doch nicht«, sagte er, »interessiert mich nicht. Und meine Angehörigen bestimmt auch nicht. Verwaltungen sind langweilig.«

Ich legte meine Schultasche neben Schepper auf die Erde und hockte mich zu ihm. »Wo sind die eigentlich, deine Angehörigen?«

»Ausgewandert oder so ...«

»Echt? Wohin?«

»Weg«, antwortete Schepper, »ganz weit weg.«

»Ja, aber …!« Ich dachte kurz nach. »Sieh mal«, sagte ich dann, »die Eltern von Sarah Lucia machen auch gerade eine Weltreise. Und die schicken aus allen Ländern, in die sie kommen, Briefe und Karten an Sarah Lucia. Deshalb weiß sie immer ganz genau …«

»Hast du schon mal einen Briefträger auf dem Friedhof gesehen?!«, unterbrach mich Schepper.

»So habe ich das nicht gemeint …«

»Soso, ach so und sowieso …«, plapperte Schepper.

»Mann, du nervst!«, raunzte ich ihn an.

Schepper kreuzte die Arme vor den Rippen und guckte in den blauen Himmel.

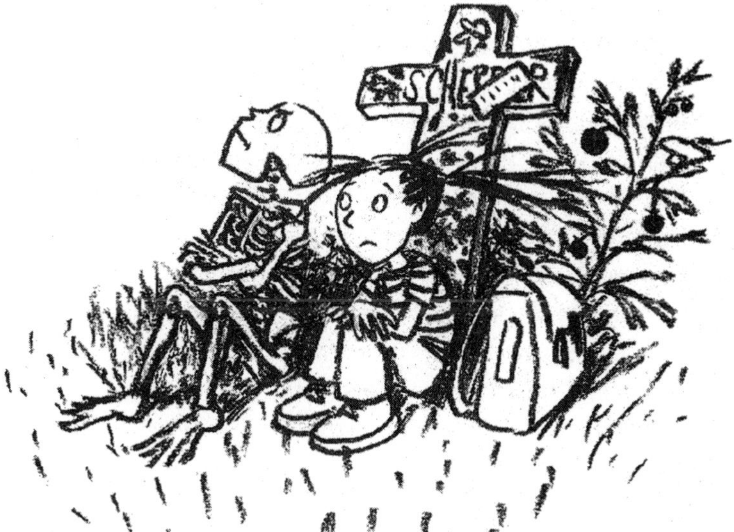

Vielleicht mimte er den Kaspar, weil er nicht mit mir über seine Angehörigen reden wollte? Vielleicht machte es ihn traurig, daran erinnert zu werden, dass sie weit weg waren und er allein auf dem Friedhof?

»'tschuldigung«, sagte ich.

»War wohl auch nicht so gemeint?«

Ich schüttelte den Kopf.

»Also gut«, sagte Schepper eine Weile später, »dreimal darfst du raten, wohin meine Familie gegangen ist.«

»Logo!« Allmählich dämmerte es mir. Nachdem die Sache mit *Mausverpissdich* schief gegangen war, hatten Scheppers Angehörige irgendwann die Nase voll gehabt von Mausefallen und Stühlen. Sie hatten ihre Koffer gepackt und allen Mäusen Nimmerwiedersehen gesagt. »Deine Leute sind in Nullmausland«, erklärte ich, »wo auch immer das sein mag.«

Schepper pfiff anerkennend durch die Zähne: »Die Kandidatin erhält zehn Punkte.«

»Aber die Friedhofsverwaltung scheint nichts von der Auswanderung zu wissen.« Ich zeigte auf den Aufkleber.

»Sollte sie das?«

Ich nickte, griff nach meiner Schultasche und öffnete sie. Aus dem Schreibmäppchen nahm ich einen Filzstift und ging damit zu Scheppers Kreuz. *Angehörige unbekannt verzogen*, schrieb ich auf den unteren Rand des Stickers.

»Das wäre erledigt.« Ich packte das Schreibmäppchen zurück in die Schultasche.

Schepper lag auf der Seite seines Körpers, an der er einmal einen Bauch mit Nabel und allem Pipapo gehabt hatte. Den Schädel in die fleischlosen Hände gestützt, beobachtete er mich. Jedenfalls sah es so aus. Komisch, dachte ich, dass einen jemand so angucken kann, obwohl er keine Augen mehr im Kopf hat.

»Schon irre!« Schepper drehte sich auf den Rücken, pflückte ein mageres blaues Blümchen, das zufällig in seiner Reichweite wuchs, und steckte es in eine Zahnlücke. »Eine halbe Ewigkeit ist nichts passiert. Und jetzt: Du besuchst mich, deine Freundinnen, die Friedhofsverwaltung schaut mal vorbei, sogar Fremde waren da, die haben hier fotografiert. Alles bloß, weil du damit angefangen hast, von mir zu träumen.«

»Weil du dich in meine Träume gedrängt hast, als ich krank war…«

»Du hast mich reingelassen«, behauptete Schepper.

»Von wegen! Ich wollte überhaupt nicht von dir träumen!«

»Jetzt tu nicht so, als hättest du mit deinen eigenen Träumen nichts zu tun«, sagte Schepper. »Wenn du mir die Tür zu deinen Träumen nicht höchstpersönlich aufgeschlossen hättest, wäre ich gar nicht reingekommen. Nicht die klitzekleinste Chance hätte ich gehabt, und wenn ich ein Meistereinbrecher gewesen wäre!«

»Und warum sollte ich das getan haben?«

»Weil du mich kennen lernen wolltest.« Schepper grinste. »Schließlich bin ich ein gut aussehender Junge, intelligent, witzig, scharmant…«

Wenn das Fernsehprogramm bloß ein bisschen so gewesen wäre, wie Schepper zu sein vorgab. Ich zappte von einem

Kanal zum anderen: Werbung, Werbung, Werbung und die Vorabendserien, die ich sowieso nicht auseinander halten kann, weil sie alle ziemlich gleich sind.

Wenigstens merkte Papa nichts von meinem TV- Marathon, er war viel zu sehr in seine Zeitung vertieft, um sich darüber aufzuregen, dass seine Tochter in alle Privatsender glotzte, die unsere Satellitenschüssel hereinließ. Vorsichtshalber hatte ich dem Bildspucker den Ton abgedreht. Und Mama war in der Küche mit einem Kuchen beschäftigt.

Fußball fand ich schon immer total langweilig. Ich wollte mich gerade aus dem Programm drücken, das einen grünen Rasen mit zwei viereckigen, netzbespannten Kästen an den Schmalseiten zeigte, als die Fernsehkamera auf eine Gruppe Menschen schwenkte, die am Rand des Fußballfeldes eine Art Blumenvase verbuddelten. Ich schaute genauer hin. Solche Dinger kannte ich doch! Aus dem Schaufenster von Pietät Hadatschky. Ich machte den Ton lauter.

»Anders als bei uns«, sagte eine Stimme, »ist die Beisetzung von Urnen in den Fußballstadien Großbritanniens gestattet. Auf diese Weise halten die Fans ihrem Verein über den Tod hinaus die Treue. Abgekommen ist man inzwischen allerdings von der Sitte, die Asche der Verstorbenen direkt auf dem Platz zu verstreuen. Der gehegte und gepflegte englische Rasen hatte unter diesem Brauch zu sehr gelitten.«

»Was guckst du dir da an?«, fragte Mama, die ihre Küche verlassen hatte.

»Sind Urnen Särge für Tote, die schon zu Erde, Staub und Asche geworden sind?«, fragte ich zurück.

Papa sah über den oberen Rand seiner Zeitung. »Urnen

sind Behälter für die Asche von Toten, die man verbrannt hat. Außer Erdbestattungen gibt es nämlich auch Feuerbestattungen.«

»Aber Tante Emmi …«

»Tante Emmi hatte eine Erdbestattung. Sie wollte nicht, dass man ihren toten Körper verbrennt«, sagte Papa.

»Das ist doch kein Thema für ein kleines Mädchen«, behauptete Mama.

»Ist es doch!«, rief ich. »Ich will das alles wissen!«

Mama runzelte die Stirn. »Und dann fantasierst du dir Sachen zusammen wie die Geschichte mit dem Fass im Leichenwagen. Lasst uns lieber mal wieder gemeinsam spielen. Wie wär's mit einer Runde Monopoly?«

»Kein Bock«, sagte ich. »Warum darf man in England Leute im Fußballstadion beerdigen und bei uns nicht?«

Papa legte die Zeitung auf den kleinen Tisch neben seinem Sessel. »Weil so etwas in Deutschland nicht üblich ist.«

»Warum?«, bohrte ich. »Warum müssen hier alle Toten auf den Friedhof? Haben die in England vielleicht keine Friedhöfe?«

»Doch, doch.« Papa stopfte sich eine Pfeife. »Aber andere Gesetze.«

»Was für Gesetze? Gibt es für Tote auch Gesetze?«

»Die Gesetze sind nicht für die Toten«, erklärte Papa, »die Gesetze über das Friedhofs- und Bestattungswesen regeln, wie und wo die Lebenden die Toten zu bestatten haben.«

»Finde ich doof.« Mein rechter Zeigefinger wanderte in die Nase. »Soll doch jeder so machen, wie er es am schönsten findet.«

»Dann wäre das Chaos bald groß!« Papa zündete ein Streichholz für seine Pfeife an.

»Nimm den Finger aus der Nase!«, ermahnte mich Mama.

Papa zog an der Pfeife. »Hier.« Er tippte auf die Zeitung. »Hier habe ich gerade einen Leserbrief gefunden. Auf dem Alten Friedhof haben ein paar schräge Vögel gewirkt, die so dachten wie unsere Marie.«

»Auf dem Alten Friedhof? Da liegt doch Tante Emmi.« Mama wurde auf einmal neugierig. »Zeig mal her.«

Papa reichte ihr die Zeitung. »Es ist der Leserbrief links oben, der mit der Überschrift: *Unglaubliche Geschmacklosigkeit.*«

Ich dachte nach. Mir war bei meinem letzten Besuch bei Schepper nichts aufgefallen, was als geschmacklos oder gar unglaublich gelten könnte. Es war alles so gewesen wie immer, die Gräber geharkt und die schwarzen Steine mit den Blattgoldinschriften poliert.

»Lies doch laut vor«, forderte ich Mama auf, »ich möchte auch wissen, um welche geschmacklose Unglaublichkeit es sich handelt.«

Mama setzte sich aufs Sofa »Narrenhände beschmieren nicht nur Tisch und Wände, sie schrecken offenbar auch nicht vor den Grabdenkmälern unserer lieben Verstorbenen zurück«, las sie. »So geschehen auf dem Alten Friedhof. Von allen guten Geistern verlassen müssen die Unbekannten gewesen sein, die sich ausgerechnet am Kreuz eines Kindergrabes vergangen und es mit Farben voll gekleistert haben, die jede Achtung vor der Würde des Friedhofs vermissen lassen. Doch die Frevler ließen es damit nicht genug sein. Sie verpassten dem Kreuz eine neue Aufschrift: ›SCHEPPER‹!! Man versetze sich einmal in die Angehörigen, die am Grab ihres toten Kindes stehen und so etwas lesen müssen! Gibt es heutzutage denn überhaupt keine Pietät mehr? Dazu lässt sich nur eins sagen: pfui Teufel!«

Meine Ohren glühten. »Wer hat das denn geschrieben? Der spinnt doch!« Ich nahm Mama die Zeitung aus der Hand. *Else-Charlotte Kling, Lindenstraße 3,* stand unter dem Leserbrief.

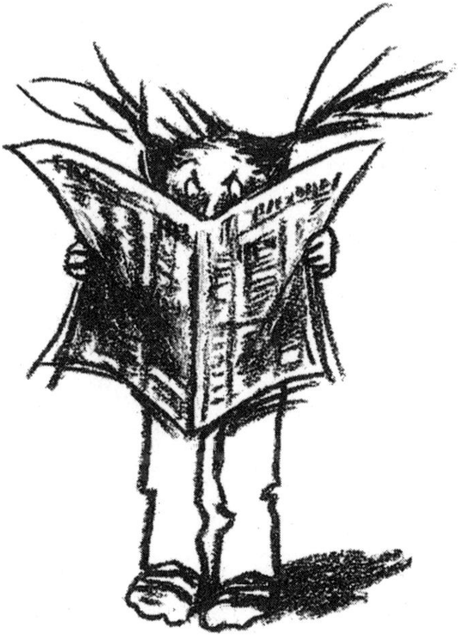

Fußballspieler, Dichter und Diebe

Melanie, Sarah Lucia und ich lagen bäuchlings unterm Kirschbaum in Aldos Garten, vor uns eine aufgeschlagene Zeitung, und brachten es nicht fertig, die Blicke von einem der Bilder auf Seite 8 des Lokalteils zu lösen. In Farbe leuchtete uns von da Scheppers eigenhändig von uns renoviertes Holzkreuz entgegen.

»Ich finde es immer noch schön«, sagte Sarah Lucia.

»Und Schepper gefällt es ja auch«, fügte ich hinzu.

»Eigentlich schade, dass nicht dabeisteht, wer es angemalt hat«, meinte Melanie.

»Damit alle über uns herfallen?« Ich schüttelte heftig den Kopf. *Grabschändung auf dem Alten Friedhof!* Willst du als Grabschänder durch die Stadt laufen?«

Melanie stülpte die Unterlippe hervor. »Alle berühmten Künstler wurden erst mal verkannt. Außerdem steht da nicht bloß was von Grabschändung. Die Überschrift heißt: *Grabschändung oder Dummejungenstreich?*«

»Vielleicht sind wir doch keine Künstler«, meinte Sarah Lucia, »aber Grabschänder oder dumme Jungens sind wir bestimmt nicht. Das vermuten die von der Zeitung bloß, weil Marie auf den Aufkleber von der Friedhofsverwaltung geschrieben hat, dass Scheppers Verwandte unbekannt verzogen sind.«

Melanies Zeigefinger wanderte über den Zeitungsartikel, der zu dem Foto gehörte: »Da isses!«

»Ich kann das alles schon auswendig«, wehrte ich ab.

»Offenbar verwechseln ein paar dumme Jungen den Alten Friedhof mit einem Abenteuerspielplatz«, las Melanie trotzdem vor. »Mittels eines Aufklebers auf dem kunterbunten Holzkreuz bat die Friedhofsverwaltung die Angehörigen um Kontaktaufnahme. Und wurde mit ungelenker Kinderhandschrift auf ebenjenem Aufkleber wie folgt belehrt: *Angehörige unbekannt verzogen.*«

»Wenn es aber stimmt«, bemerkte ich trotzig.

»Was stimmt oder nicht stimmt, können die Leute von der Zeitung doch nicht wissen. Die müssen jeden Tag drucken, was sie glauben. Oder wenigstens das, von dem sie glauben, dass ihre Leser das glauben.«

»Pfui Teufel!« Auf den Leserbrief von Else-Charlotte Kling war ich immer noch und sogar ganz besonders sauer. »Gibt es heutzutage denn überhaupt keine Pietät mehr?«, nuschelte ich mit zugehaltener Nase.

Sarah Lucia lachte: »O doch! Pietät Hadatschky in der Bürgermeister-Weber-Straße!«

»Was macht ihr denn da? Arbeitet ihr für die Schule?« Unsere Köpfe fuhren herum. Hinter uns stand Doris.

Sarah Lucia faltete die Zeitung zusammen. »Wir sind schon fertig damit.«

»Prima«, sagte Doris, »darf ich dann mal reingucken?«

Sie griff nach unserer Zeitung und machte es sich im Liegestuhl bequem. Wir verlagerten unseren Standort. Eine Weile hockten wir auf den ausladenden Ästen des betagten

Kirschbaums und beobachteten Doris bei der Zeitungslektüre. Ob sie Scheppers Grab auf dem Foto wieder erkannte? Wir hatten es doch am Kinderkunsttag gemalt, unser Gemälde hing immer noch an einer Wand im Atelier der Malerinnen.

Als ein leises Schnarchen verriet, dass Doris längst nicht mehr las, beschlossen wir, noch mal kurz bei Schepper vorbeizuschauen.

Das war allerdings einfacher gedacht als getan. Vor dem Eingang zum Friedhof standen eine Menge Leute. Warum auf einmal?

»Volles Affentheater«, raunte Melanie, »und alles nur, weil wir in der Zeitung sind.«

War aber nicht so. Sarah Lucia mischte sich unters wartende Volk und erfuhr, dass es tote Dichter auf dem Friedhof gibt. Die Leute waren gekommen, um denen eine Rose aufs Grab zu legen. Weil das an diesem Tag alle gebildeten Menschen im Land machten. Egal, ob sie in Darmstadt, Krützelpürtzlingen oder Berlin wohnten. Die Rosen waren für die verhungerten Dichter, die nicht verhungert wären, wenn es die Leute, die jetzt die Rosen auf die Gräber legten, schon früher gegeben hätte.

»Die sind nicht unseretwegen gekommen?«, fragte Melanie, und es klang so, als wäre sie deshalb ein bisschen enttäuscht.

»Zum Glück nicht«, antwortete ich, »sonst könnten wir jetzt nämlich umkehren.«

Die Menge setzte sich in Bewegung und wir folgten ihr

auf den kiesbestreuten Weg durchs Friedhofsportal. Aber schon nach wenigen Metern blieb der Pulk stehen. »Die menschliche Kultur beginnt mit Gräbern, die ältesten Kulturdenkmäler sind Gräber«, sagte der Mann, der die Gruppe anführte.

»Habt ihr gehört, was der erzählt hat?«, hakte Melanie nach. »O Mannomann! Und meine Mutter tut immer so, als käme Kultur von Kulturbeutel.«

»Kultur ist, glaube ich, einfach bloß das, was Menschen machen«, meinte Sarah Lucia. »Bevor die gelernt hatten, sich die Zähne zu putzen, gab es schon die ersten Toten. Die mussten ja irgendwohin.«

»Und Fußballplätze gab es damals noch nicht«, fügte ich hinzu. »Deshalb haben die Menschen die Friedhöfe erfunden.«

Die Leute, die den Dichtern ihre Rosen bringen wollten, gingen weiter. Wir hinterher.

»Auch wenn die in England das so machen«, sagte Melanie, »gut finde ich das nicht. Stell dir das mal vor! Jeden Samstag stürmt Lothar Klinsmann über dich weg …«

»Der heißt nicht Klinsmann, der heißt Matthäus«, bemerkte Sarah Lucia.

»Wer?«, fragte ich.

»Der Lothar natürlich«, stellte Sarah Lucia fest. »Wer denn sonst?«

»Also, der Beckenbauer«, setzte Melanie zu einer längeren Erklärung an, »der Beckenbauer ist der Chef …«

»He!«, rief ich, »wenn wir Schepper besuchen wollen, müssen wir da rüber!«

»Ich glaube ja nicht, dass der Beckenbauer einen Friedhof als Fußballstadion haben wollte mit all den Toten und Blumen und so«, vermutete Melanie.

»Könnt ihr mal aufhören, über Fußballspieler zu quasseln«, unterbrach ich sie. »Wir latschen schon die ganze Zeit den Rosenheinis nach.«

»Macht doch nichts«, sagte Sarah Lucia, »schaun wir mal, was die hier noch so treiben.«

»Wir wollten aber zu Schepper …«

Melanie verzog das Gesicht. »Du kannst ja alleine zu ihm gehen und dich mit ihm unterhalten. Mit uns spricht er sowieso nicht.«

»Und angucken lässt er sich von uns auch nicht«, ergänzte Sarah Lucia.

»Aber er mag euch!«, protestierte ich. »Er denkt, dass wir Freunde sind. Wir alle vier!«

»Sind wir doch auch!« Sarah Lucia gab mir einen Knuff in die Seite. »Schepper ist für Melanie und mich bloß ein bisschen … luftig … oder so. Ich meine, es ist doch egal, ob du alleine mit ihm redest oder ob wir dabei sind. Du erzählst uns einfach später, was er gesagt hat. Okay?«

Ich schluckte. »Und ihr erzählt mir, ob die Dichter sich über die Rosen gefreut haben.«

Ob Sarah Lucia und Melanie glaubten, dass ich spinne? Dass ich mir Schepper nur ausgedacht hatte? – Ein Engel aus Stein lächelte mich an. Ein Engel mit moosgrünen Flügeln. Ich steckte meinen Zeigefinger in seinen Bauchnabel und holte tief Luft.

Nebenan im Gebüsch raschelten Blätter, knackten kleine Äste. Aus dem Gestrüpp kroch Schepper.

»Was machst du denn hier? Dein Grab ist da hinten.«

»Frische Luft schnappen«, sagte Schepper. Er fummelte an seinem Steißbein herum, in dem sich Grünzeugs und ein paar Zweige verfangen hatten. »Alles auskundschaften«, sagte er, »es gibt hier nämlich Diebe.«

»Du meinst Dichter.«

»Diebe«, behauptete Schepper, »Kreuzdiebe.«

»Tot oder lebendig?«

»Stinknormale, lebendige Kreuzdiebe«, erzählte Schepper. Er ballte die Fäuste. »Ausgegraben und weggeschafft haben sie es. Aber es gehört mir, es ist mein Kreuz, das auf meinem Grab bleiben soll! Und mein Grab ist auch kein Gemüsegarten! Das haben die nämlich gesagt: Der Gemüsegarten muss demnächst auch weg. Eine Frechheit ist das!«

Ich merkte, dass ich langsam genauso wütend wurde wie Schepper. »Was waren das überhaupt für Typen?«

»Von der Friedhofsgärtnerei waren die«, schnaufte Schepper, »ganz miese, fiese Friedhofsgärtner! Früher haben die sich einen Dreck um mein Grab geschert, aber kaum habe ich es mal ein bisschen nett …«

»Reg dich nicht auf!«, sagte ich und regte mich selbst fürchterlich auf, »wir gehen los und holen dein Kreuz zurück. Die Friedhofsgärtner werfen ihren Abfall immer auf denselben Platz gleich neben dem Zaun bei den Parkplätzen.«

Und dann schlenderten wir untergehakt über den Friedhof, Schepper und ich.

In der Nähe des Springbrunnens trafen wir die Gruppe der Rosenbringer wieder. Schepper machte einen Satz auf den Grabstein des Dichters, um den sich alle versammelt hatten.

»Auch das Schöne muss sterben! Das Menschen und Götter bezwinget«, las eine Dame mit grauen Haaren den Anwesenden aus einem Büchlein vor.

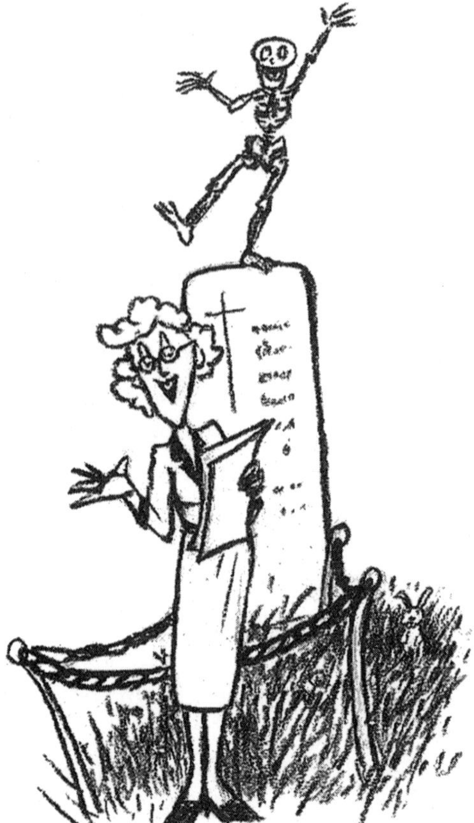

»Ob niedres Pack, ob hohe Herrn, am Ende sind wir Brüder doch!«, sang Schepper. »Dann leuchtet uns der Abendstern ins gleiche, finstre Loch.«

»Gute Nacht«, sagte ich. »Gute Nacht«, antwortete Schepper. Er hockte auf seinem Grab, den Rücken gegen das kunterbunte Holzkreuz gelehnt, und beobachtete die Wolken, die sich an einem fast vollen Mond vorbeischoben.

»Ich bin froh, dass du dein Holzkreuz zurückhast.«

»Solange die kein besseres Versteck finden …«

»Du, Schepper, ist es nicht toll, dass wir uns auch unterhalten können, wenn ich schlafe?«

»Nur schlafen reicht nicht, ein bisschen träumen musst du dazu auch.«

»Ich träume immer, wenn ich schlafe.«

»Die meisten schlafen nur, damit sie für den nächsten Tag ausgeruht sind und arbeiten können. Ihre Träume sind ihnen egal. Von Träumen kann man sich kein neues Auto kaufen.«

»Autos müssen doch bloß immerzu repariert werden«, erklärte ich. »Außerdem wird mir meistens schlecht, wenn ich mitfahren muss. Wenn ich kein Auto hab, brauch ich auch keine Brechtüte.«

»Brechtüten sind ätzend.«

Eine Weile sagten wir beide nichts. Es war einfach nur sehr friedlich und behaglich, gemeinsam in den Himmel zu gucken, hinauf zum dicken, lieben Mond, der mit den Wolken schmuste.

»Du, Schepper?«, fragte ich dann. Warum bist du eigentlich immer noch auf dem Friedhof und nicht im Himmel?

Ich meine, die anderen Toten, die sind doch auch nicht mehr da.

»Weggezogen sind die«, antwortete Schepper.

»Wohin? In den Himmel?«

»Keine Ahnung ...«

»Und du? Du hast keine Lust wegzuziehen?«

»Wegziehen kann man hier nur, wenn man ganz leicht geworden ist, so leicht wie die Wolken. Wenn einem niemand dabei hilft, dauert es lange, bis man leicht genug ist.«

»Ich könnte dir doch helfen. Was soll ich machen?«

Schepper schwieg. Wusste er die Antwort nicht oder war er jetzt traurig?

»Macht nichts, dass du zu schwer bist zum Wegziehen«, versuchte ich ihn zu trösten. »Aldo sagt, jeder ist im Himmel, wenn er bloß gut zu sich selbst ist.«

Berg & Sohn

Früher hatte ich Zeitungen langweilig gefunden. Sie waren für mich bloß flattriges Papier, übersät mit winzig kleinen Buchstaben und den Fotos von Männern in dunklen Anzügen. Papa konnte sich hinter den großen Blättern verstecken, wenn er seine Ruhe haben wollte. Ich musste die ausgelesenen Exemplare zum Papiercontainer an der Ecke tragen. Fertig! Dass ich einmal mein Taschengeld ausgeben würde, um meine eigene Zeitung zu kaufen, hätte ich nie für möglich gehalten.

Wir hatten aber damit angefangen, die Leserbriefe und Artikel, die mit Scheppers Grab zu tun hatten, auszuschneiden und in ein Album zu kleben. Löcher in der Zeitung hätten Papa dazu gebracht, viele Fragen zu stellen. Und Fragen können ganz schön nerven, wenn man die richtigen Antworten lieber für sich behalten will.

Mit dem Leserbrief von Else-Charlotte Kling hatte es begonnen, danach war das Foto von Scheppers Kreuz in der Zeitung erschienen. Wie es passieren konnte, dass so ein »Machwerk« immer wieder dort auftauchte, wo es die Friedhofsgärtner tags zuvor weggeräumt hatten, darüber machten sich alle Gedanken. Und wie man den »grabschänderischen, groben Unfug« beenden sollte.

Peter Link aus dem Finkenweg schrieb, dass es höchste

Zeit wäre, einen Sicherheitsdienst mit der Bewachung des Friedhofs zu beauftragen. Es sei offensichtlich, dass Teufelsanbeter und andere Geisteskranke dort ihr Unwesen trieben. Ein paar Männer mit Muskeln könnten das Problem rasch aus der Welt schaffen.

Nein, meinte Rosa Maria Klages: Alle müssten in die Kirche gehen und für die Sünder beten.

Über die völlig fehlende Sachkenntnis der Leserbriefschreiber wunderte sich ein Dr. Norbert Ludwig, die städtische Friedhofsordnung bestimme klipp und klar, dass Gräber in *friedhofswürdiger* Weise anzulegen seien. Und bunt angemalte Grabdenkmäler, Tomatenstauden und lila blühender Schnittlauch wären nun einmal nicht friedhofswürdig. Deshalb habe niemand die Erlaubnis, sich die Radieschen von unten anzugucken, auch wenn es ein gleich lautendes Sprichwort gäbe.

Sarah Lucia blätterte die nächste Seite in unserem Album um. »Was ist das denn für ein komischer Leserbrief?«, staunte sie.

»Habe ich ausgeschnitten und dazugeklebt«, sagte Melanie.

»Das ist gar kein Leserbrief«, stellte ich fest.

»Manchmal steht ja auch was im Lokalteil der Zeitung«, verteidigte sich Melanie.

»Der Artikel muss aus den Seiten für den Landkreis stammen«, widersprach Sarah Lucia, »der handelt nämlich vom Bauernsterben.«

»Deshalb habe ich ihn ja dazugenommen!«

»Bauernsterben«, überlegte Sarah Lucia, »so was gibt's

auch bloß in Deutschland. Unsere Bauern auf Sizilien sind alle gesund.«

»Und unsere verkaufen gesunde Sachen«, sagte Melanie.

»Sollen sie ihre gesunden Sachen selbst essen, dann würden sie länger leben«, meinte Sarah Lucia.

»Mir fällt da was ein«, unterbrach ich die beiden, »es gab mal einen Bauern, der war nicht von Sizilien und ist schon länger tot, Ribbeck hieß er. Und jetzt sollten wir mal einen Leserbrief schreiben.«

Wer meint, dass so ein Unternehmen ein Pups in die Luft ist, hat noch nie dagesessen und seine Zeitungssätze ausgebrütet. Neben dem Gartentisch häuften sich zerknüllte Blätter.

»Von Schepper erzählen wir lieber nichts«, sagte ich, »dass er mit seinem friedhofsunwürdigen Kreuz und dem lila Schnittlauch glücklich ist und so.«

»Was sollen wir denn sonst schreiben?«, fragte Melanie. »Es geht doch um Schepper, oder?«

»Klaro!«, regte ich mich auf. »Aber wer würde uns glauben? Manchmal denke ich, dass sogar ihr meint, ich würde bloß rumspinnen. Und ihr seid meine Freundinnen!«

»Und was schreiben wir dann?«

»Dass Radieschen und Birnen Obst sind«, bestimmte ich.

»Radieschen sind kein Obst, sondern Gemüse«, sagte Melanie.

»Sind Blumen Gemüse oder Obst?«, fragte Sarah Lucia.

»Nichts davon!«, entschied Melanie. »Gemüse und Obst kann man essen. Blumen nicht.«

»Meine Tante Doris tut auch Blumen in den Salat«, sagte

Sarah Lucia, »zum Beispiel Gänseblümchen und die kleinen gelben und orangefarbenen Blüten, die sich da drüben hochranken.«

»Ist doch egal, ob man das Zeugs essen kann«, erklärte ich, »zwischen Birnen und Radieschen ist kein großer Unterschied.«

»Aber zwischen Nelken und Birnen. Nelken kommen in keinen Salat!«, rief Melanie.

»Es heißt aber nicht, dass man sich nach dem Tod die Nelken von unten anguckt«, sagte ich genervt.

»Hee!«, rief Sarah Lucia. »Das ist gar kein blöder Satz. Den nehmen wir für unseren Leserbrief!«

Und dann dauerte es immer noch eine halbe Ewigkeit, bis wir mit dem Brief an die Zeitung fertig waren. Unsere Köpfe qualmten vom vielen Nachdenken und Streiten, wir schrieben einen Satz auf und strichen ihn gleich wieder durch. Mit dem nächsten ging es uns nicht anders. O Wunder, am Ende beugten wir uns erschöpft, aber zufrieden über ein Blatt Papier, mit dem wir alle drei einverstanden waren! Darauf stand:

Liebe Zeitung!

Wir schreiben heute, weil sich so viele Leute über das Kindergrab auf dem Alten Friedhof aufregen. Wir sind selbst Kinder und uns gefällt es sehr gut. Vor allem das bunte Holzkreuz finden wir lustig. Aber auch die Pflantzen auf dem Grab. Das es Tomaten und Schnittlauch sind stört uns überhaupt nich. Es sieht sehr schön aus so wie es ist. Wir stellen uns vor das es dem Kind das da beerdigt ist auch gut gefällt.

In der Schule haben wir das Gedicht vom Herrn von Ribbeck auf Ribbeck im Havelland auswendig gelernt. Der hatte nicht bloss ein bischen Gemüse auf seinem Grab sondern gleich einen ganzen großen Birnenbaum, damit die Kinder aus seinem Dorf was zu essen hatten, wenn sie ihn besuchten. Weil Nelken hätten denen bestimmt nicht geschmekt. Und weil Herr von Ribbeck auch keine Lust hatte sich die Nelken von unten anzukucken. Obwohl das vielleicht in der Friedhofsortnung so steht.

Wenn das Kindergrab auf dem Alten Friedhof nicht so bleiben kann wie es ist möchten wir mal wissen warum wir in der Schule solche Gedichte lernen müssen?

Schöne Grüße von Marie, Melanie und Sarah Lucia (Klasse 4b, Brüder-Grimm-Schule)

Vor der Post war viel Betrieb. Autos parkten ein und aus. Männer und Frauen mit dicken Packen von Briefen und Päckchen unter den Armen hasteten in den Schalterraum.

»Was machen die denn alle hier?«, wunderte ich mich.

Melanie guckte auf ihre Armbanduhr. »Büroschluss«, sagte sie, »die bringen schnell noch ihre Geschäftspost weg.«

»Au Mann«, stöhnte ich, »und wegen einer einzigen Briefmarke dürfen wir jetzt Schlange stehen.«

»Es reicht, wenn sich eine von uns anstellt«, fand Sarah Lucia.

»Genau!«, rief ich, »Freiwillige vor!«

Sarah Lucia zuckte die Achseln. »Mir macht es nichts aus...«

Melanie auch nicht. Beide wurden Teil einer der Schlangen, die sich geduldig und unendlich träge vorwärts schoben.

Ich guckte mich ein bisschen im Schalterraum um. An den Wänden hingen bunte Plakate. Auf einem Tisch gab es jede Menge Formulare und angekettete Kugelschreiber. Spannend war das alles nicht. Ich überlegte schon, ob ich mich nicht doch lieber zu Melanie und Sarah Lucia stellen sollte, da sah ich den Hund, der seine Nase gegen die Glastür presste, die zum Schalterraum führte. Ein schwarzer Wuschel mit Schlappohren, dem das Herumstehen und Warten mindestens genauso schwer fiel wie mir. Gleich darauf war ich bei ihm.

»Na«, sprach ich ihn an, »hat man dich einfach draußen gelassen?«

Der Hund wedelte mit dem Schwanz.

»Du bist ja ein ganz Freundlicher«, sagte ich und streckte meine Hand nach ihm aus.

Das war er wirklich. Mit seiner langen rosigen Zunge fuhr er über meine Finger.

»Nun geht mal weg da! Ihr versperrt ja den Eingang!«, fuhr mich eine Männerstimme an. »Das ist kein Platz hier, um mit seinem Hund zu spielen!«

»Er gehört mir nicht«, wollte ich gerade erklären, aber der Mann zerrte bereits an der Glastür und passte dabei kein bisschen auf, ob der Hund seine Pfoten oder ich meinen Kopf in Sicherheit gebracht hatten. Zum Glück war nichts passiert. »Blödmann!«, rief ich ihm trotzdem hinterher. Der Hund sah mich an. In seinen Augen las ich, dass er ganz meiner Meinung war.

»Na komm«, lockte ich ihn, »besser, wir unterhalten uns da drüben bei den Telefonen. Da ist nicht so viel los.« Ich kramte in meiner Hosentasche und fand noch ein Himbeerbonbon. »Das wird dir aber schmecken«, suchte ich den Hund zu verführen, und er ließ sich nur zu gern darauf ein. Während er das Bonbon zerbiss und ich ihm den Nacken kraulte, hörte ich Fetzen eines Telefongesprächs.

»Wann kann ich die nächste Fuhre abholen?«

– – –

»Ja, von letzter Woche ist alles weg.«

– – –

»Donnerstag?«

– – –

»Uhrzeit wie immer?«

– – –

»Aber sonst haben wir doch …«

– – –

Irgendwo und irgendwann hatte ich den schon mal gehört. Ich warf einen Blick zur Seite. Die Stimme gehörte jemandem, dessen Beine in karierten Hosen steckten.

– – –

»Also gut, achtzehn Uhr …«

– – –

Mein Blick wanderte die Hosenbeine hoch, kletterte über ein kanariengelbes Hemd und fand einen geröteten Kopf, auf dem es blonde Haare gab. Ziemlich wenige Haare.

– – –

»Und wie viele Fässer …?«

– – –

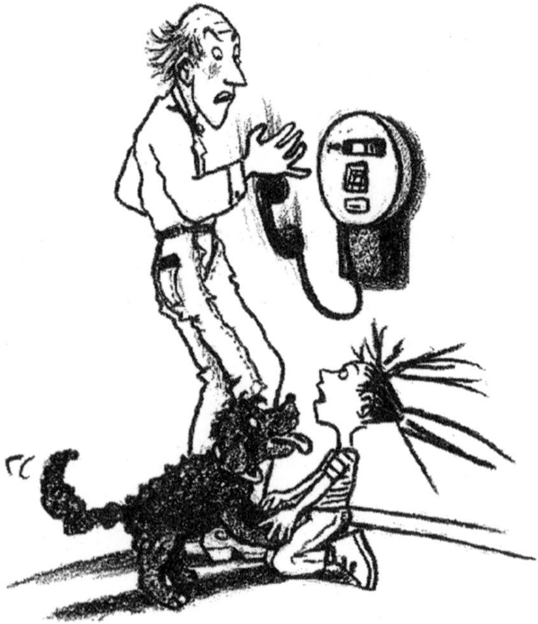

»Pietät Hadatschky!«, rief ich.

Der Blonde ließ den Telefonhörer fallen und starrte mich an, als wäre ich eins von den sieben Weltwundern. Dann schien er sich zu besinnen. Er griff wieder nach dem Hörer, hängte ihn ein und ging weg.

Ich ihm nach! Und der Hund mir nach!

Draußen schwang der Blonde sich auf ein Fahrrad. »Schlumpel! Stehen bleiben! Wohin rennst du denn?«, schrie jemand.

Keine Chance, ich hatte einfach keine Chance, den Blonden einzuholen. Atemlos blieb ich stehen. Hechelnd setzte sich der Hund an meine Seite.

»Schlumpel, was machst du denn?«, fragte eine prustende Frau. »Du wartest doch sonst brav auf mich.«

»Der Hund kann nichts dafür«, sagte ich, »er wollte mir bloß helfen.«

»Wieso helfen? Wobei helfen?«

Ich schüttelte den Kopf. »Weiß ich selber nicht.«

Die Frau streichelte den Hund, der Schlumpel hieß.

»Tschüss, Schlumpel«, sagte ich.

Ich trottete zurück zur Post, drehte mich noch einmal um. Die Frau nickte mir zu.

Im Vorraum zur Schalterhalle blieb ich vor den Telefonapparaten stehen. *Donnerstag, achtzehn Uhr, Fuhre abholen, Fässer,* schossen mir die Worte, die ich zufällig gehört hatte, durchs Hirn. Aber wo?

Jetzt sah ich den Zettel auf dem Boden unter dem Telefon, das der Blonde benutzt hatte. Ein Zettel, nicht mehr und nicht weniger als ein Zettel, der dem Blonden gehört hatte oder der schon ewig da rumgammelte?

Ich ging hin und nahm ihn. Zahlen, da standen bloß ein paar Zahlen. Zuerst war ich enttäuscht. Ich steckte die Faust in die Hosentasche. Meine Fingerknöchel stießen gegen etwas Hartes. Groschen. Mit Groschen kann man telefonieren, Telefonnummern bestehen aus Zahlen.

Ich warf die Münzen ein, wählte, aus dem Hörer kam das Freizeichen.

»Chemiewerke Berg und Sohn«, sagte eine Dame, »guten Tag.«

Der Plan

Berg & Sohn hatten ihre Fabrik in der Industriestraße 47. Das Gelände war von einem hohen Zaun umgeben, und an der Einfahrt gab es ein kleines Häuschen, in dem ein älterer Mann hockte, der Pförtner.

»Wenn Hadatschky da reinkurvt, um Fässer abzuholen, kriegen wir jedenfalls nicht viel davon zu sehen«, stellte ich fest.

»Wir müssen einen Plan machen«, sagte Sarah Lucia, »bis Donnerstag, achtzehn Uhr, brauchen wir einen guten Plan.«

»Um die Zeit essen wir immer«, wandte Melanie ein, »eigentlich kann ich da sowieso nicht.«

»Dann fehlst du eben mal beim Abendessen«, bestimmte Sarah Lucia, »bei Hadatschky ist doch einiges oberfaul. Wir müssen das rauskriegen.«

»Und wie sollen wir das machen?«

»Also«, begann ich, »eine von uns lenkt den Pförtner ab, eine schleicht sich rein zu Berg & Sohn und versteckt sich dort. Und die dritte versucht inzwischen, in den Hof von Pietät Hadatschky zu kommen, damit sie beim Ausladen dabei ist.«

»Sonst noch was?«, stöhnte Melanie.

»Du fragst den Pförtner nach der Uhrzeit und ob er deinen Papa gesehen hat«, sagte Sarah Lucia, »damit ist dein Job erledigt.«

»Und ihr? Das ist doch alles viel zu gefährlich.«

Ich warf Sarah Lucia einen verschwörerischen Blick zu. »Heute sind es eben nicht mehr nur Jungs, die in die Hölle gehen, um mit Teufels Großmutter zu quatschen«, sagte ich.

Um herauszufinden, wie ich in Hadatschkys Hinterhof gelangen könnte, beobachtete ich seinen Laden. Durchs Schaufenster betrachtet, schien er durchgehend mutterseelenverlassen. Die Ladentür war zwar nicht abgeschlossen, machte aber ein grässliches Klingelzeichen, wenn man sie öffnete. Als ich es ausprobierte, bekam ich einen solchen Schrecken, dass ich mich umgehend aus dem Staub machte. Und das Tor zur Hofeinfahrt war fest verriegelt.

In Teufels Küche

Donnerstagnachmittag. Da stand ich und musste in den Hof, auf der Stelle, sofort!

Über Hadatschkys Sargladen gab es noch zwei Etagen. Wie, verflixt und malefizt, kamen denn die Leute, die dort wohnten, in ihre Behausungen? Oder gehörte das alles Hadatschky? Im ersten Stockwerk stand sogar ein Fenster offen. Ja, wenn ich ein Vöglein gewesen wäre und auch zwei Flügel gehabt hätte …

»Suchst du etwas?« Jemand legte mir seine Hand von hinten auf die Schulter.

Ich guckte in die wässrig blauen Augen einer uralten Frau.

»Ich … nöö … ääh …«, stotterte ich, »meine Ka… meine Katze ist da drin. In dem Hof meine ich. Da drin. Unter dem Tor durch. Und sie kommt nicht raus.«

»In dem Hof?«, fragte die Frau.

Ich nickte.

»Na, dann komm mal mit«, sagte sie.

»Wohin?«

»Von meiner Küche aus kann man in den Hof gucken«, antwortete sie. »Vielleicht entdecken wir deine Katze.«

Bingo!, jubelte meine innere Stimme.

Die Oma bückte sich nach einer Einkaufstasche, die neben ihr auf dem Pflaster des Bürgersteigs stand.

»Das mache ich«, beeilte ich mich, »ich trage Ihnen die Tasche in die Wohnung.«

Die alte Dame lächelte. »Das ist lieb von dir. Ich habe nämlich Kartoffeln eingekauft und Zwiebeln. Die wiegen schwer.«

Das stimmte. Ich merkte es, als ich die Tasche anhob.

Wir gingen an Hadatschkys Schaufenster vorbei zur Eingangstür des Nachbarhauses. Als wir im Treppenhaus waren, brauchte ich schon beide Hände, um Kartoffeln und Zwiebeln hinter der Alten herzuschleppen. War sie es, die beim Treppensteigen so schnaufte, oder ich?

Endlich standen wir in ihrer Küche. Ich ließ die Tasche fallen.

»Er isst so gerne Bratkartoffeln«, sagte die Alte und sah wieder aus wie eine liebe Oma, »Bratkartoffeln mit Zwiebeln und Speck.«

»Ihr Mann?«, fragte ich.

»Mein Enkel«, antwortete sie. »Ihm gehört das Bestattungsunternehmen da unten. So was muss ja auch gemacht werden. Und er ist sehr tüchtig. Sehr tüchtig.« Sie schob die Gardinen am Küchenfenster zurück. »Jetzt wollen wir mal sehen, ob deine Katze im Hof ist.«

Sofort stand ich neben ihr und starrte in den Hof, in dem sich natürlich weder Katzen noch Kater herumtrieben. In den aber soeben ein schwarzer Wagen fuhr.

»Das ist er, mein Enkel«, sagte Hadatschkys Oma stolz, »wenn andere schon lange Feierabend haben, ist er immer noch unterwegs. Die rufen ja sogar nachts an, die Leute, wenn jemand in ihrer Familie gestorben ist. Sofort wollen sie ihren Toten loshaben. Dann rückt der Hans aus und holt die Toten ab.«

»Der Hans«, wiederholte ich, »ist das der mit den roten Haaren?«

»Na klar!«, strahlten die wasserblauen Augen.

Zusammen mit dem Blonden lud Hans im Hof Fässer aus. Fässer von Berg & Sohn.

»Sind in den Fässern Tote?«, fragte ich Hansens Oma.

»Ach wo«, kicherte sie, »Tote kommen doch in Särge. Meinen hat der Hans schon gekauft. Der ist schön. Der ist aus Eichenholz. Der hält ewig.«

»Und wozu werden die Fässer gebraucht?«

»Geschäft«, sagte die Alte und zog die Gardinen vor ihrem Küchenfenster wieder zu. »Von irgendwas muss man ja leben.« Sie fingerte eine Geldbörse aus der Tasche mit den Kartoffeln und Zwiebeln. »Du hast dir auch eine kleine Belohnung verdient.«

»Ich will kein Geld«, sagte ich, »wenn ich darf, würde ich gerne noch ein bisschen in Ihren Hof gucken. Wegen meiner Katze, Sie wissen ja …«

»Mach nur«, sagte die Alte achselzuckend. Sie öffnete den Küchenschrank und holte eine Bratpfanne heraus.

Ich stand hinter der Gardine am Küchenfenster und prägte mir ein, wie viele Fässer mit der Leichenkutsche angekommen waren und hinter welcher Tür sie verschwanden.

Was da bloß drin war? Natürlich Chemikalien, aus einem Chemiewerk holt man keine Krokodile, die Guten Tag sagen können. Aber wozu brauchte Hadatschky Chemikalien?

Um Tote einzubalsamieren, wie es die alten Ägypter gemacht hatten? Nie im Leben!

»Hast du deine Katze inzwischen entdeckt?«, fragte Hadatschkys Großmutter. »Du kannst da nicht stehen bleiben bis zum Jüngsten Gericht.«

Angedünstete Zwiebeln und rauchiger Speck verbreiteten ihren Duft.

Die Alte schob mich zur Seite und öffnete das Fenster. »Hansi!«, rief sie in den Hof, »Hansi! Hast du da unten eine Katze gesehen?«

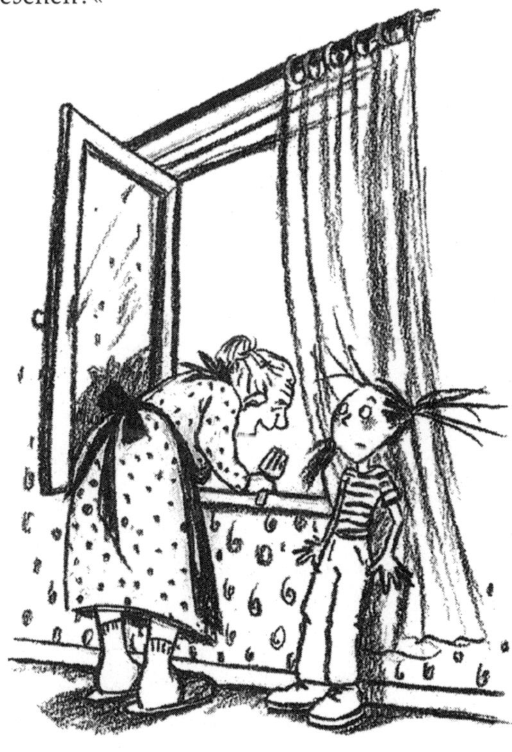

»Was für eine Katze? Hier ist keine Katze!«, brüllte Hansi zurück. Und wenig später: »Bratkartoffeln! Ich rieche Bratkartoffeln!«

»In fünf Minuten können wir essen!«

Ich musste weg hier! Hadatschky durfte mich auf keinen Fall in der Küche seiner Oma finden. Wenn er mich wieder erkannte, das würde was geben.

»Sie ist wohl längst woanders, meine Katze«, sagte ich, »ich gehe dann mal. Meine Eltern warten sicher auch mit dem Abendessen auf mich.«

Die Alte nickte. »Den Weg hinaus findest du ja allein, oder?«

»O ja!«, versicherte ich, »machen Sie sich bloß keine Mühe! Ihre Bratkartoffeln, könnte es sein, dass die gerade anbrennen?«

Großmutter Hadatschky streckte die Nase in die Luft und schnupperte.

Kein Wunder, dass ich das Fenster, das sich im Treppenhaus auf halber Höhe zwischen Erdgeschoss und erstem Stockwerk befand, beim Hereinkommen nicht gesehen hatte. Da hatte ich mich ja auch mit einer Einkaufstasche abgeplagt, in der Bleiklumpen gewesen sein mussten. Außer den Kartoffeln für Hansi.

Ich guckte hinaus. Unter dem Fenster standen Mülltonnen. Hadatschky im Hof ließ die zuvor aufgekrempelten Hemdsärmel herab.

Vorsichtig, ganz leise, trat ich den Rückweg an – die ausgemergelten Holztreppen knarrten trotzdem – und erreichte keine Sekunde zu früh das zweite Stockwerk des Hauses. Unten fiel die Tür ins Schloss. Mit schweren Schritten näherte sich Hans Hadatschky. Ich hielt den Atem an. Dann hörte ich das Zuklappen einer weiteren Tür. Ich wartete noch ein bisschen und hoffte, dass mein Herz sein wildes und lautes Trommeln beenden würde. Bloß keine Panik jetzt! Ich schloss die Augen und stellte mir das Geräusch vor, das der Zahnarztbohrer macht. Na also, es gibt immer noch Schlimmeres!

Wenig später stand ich mit einem aufgeschrammten Ellbogen im Hof. Hatte mich wirklich niemand gesehen? Mein Blick wanderte über die Hausfassaden, die den Hof begrenzten. Da war nichts Verdächtiges. Dort aber die Tür, hinter der die geheimnisvollen Fässer lagerten. Nicht einmal verriegelt!, triumphierte ich.

Der Raum, in den ich mich vortastete, lag im Halbdunkel. Mit dem Knie stieß ich gegen die Kante von etwas Niedrigem, das man hier abgestellt hatte.

»Mist! Aua! Bockmist!«, fluchte ich leise. Das hatte mir gerade noch zu dem schmerzenden Arm gefehlt.

»Ist da jemand?«

Mucksmäuschenstill sackte ich auf dem Boden zusammen. Ich zog die Knie an den Oberkörper, presste die Hände gegen die Ohren und kniff die Augen zusammen.

»Hallo? Ist da wer?«

Ich hatte den Blonden vergessen. Der durfte nicht mit den anderen Bratkartoffeln essen und turnte noch in der Gegend rum.

»Hansi? Bist du das?«

Nein, nein, kein Hansi da und auch sonst niemand. Verschwinde. Hau ab und lass mich in Ruhe!

»Verdammte Mäuse«, murmelte der Blonde.

Er schlurfte an mir vorbei, so nahe, dass er beinahe über meine Zehenspitzen gestolpert wäre.

»Morgen kauf ich Fallen.«

Mach das, kauf die blöden Mausefallen, aber geh!

In diesem Moment schnappte die Tür zu. Ein Schlüssel wurde herumgedreht. *Ich* saß in der Falle.

Bis ich das begriff, verging eine Zeit. Langsam hatten sich meine Augen an das Zwielicht gewöhnt, langsam erkannte ich meine ausweglose Lage. Eingeschlossen zwischen Fässern von Berg & Sohn, zwischen kreuz und quer gestellten und übereinander gestapelten Särgen, erwartete ich die Nacht, in der sich die letzten Grautöne, die ich noch wahrnahm, in schwarzer Tinte auflösen würden.

»Und wenn du glaubst, es geht nicht mehr, kommt von irgendwo ein Lichtlein her«, murmelte ich. Den blöden Spruch hatte Melanie in mein Poesiealbum geschrieben.

Vielleicht war der gar nicht so blöd?

Vielleicht gab es hier ein Lichtlein? Wenn ich nicht danach suchte, würde ich es auch nicht finden.

Probehalber streckte ich den Ellbogen, das Knie. Mist! Mühsam rappelte ich mich auf. Ich humpelte ein paar Schritte. Setzte mich auf den nächsten Sarg. Es war der, an dem ich mich gestoßen hatte. Ich bestrafte ihn mit einem Faustschlag. Ihm schien es egal, meiner Faust nicht.

An der Wand gegenüber stand ein Regal, Kartons auf den Brettern.

Der erste, den ich öffnete, war wie ein Hauptgewinn im Kinderüberraschungseiaufbeißen! Treffer! Gewonnen! Lauter Streichholzpackungen mit der Werbeaufschrift *Hadatschky Bestattungen, Telefon 11739.*

Ich zündete ein Streichholz an. Warmes gelbes Licht blühte auf. Schön, das war schön.

Fast hätte ich mir die Finger verbrannt. So lange wie möglich wollte ich das Feuer auf dem dünnen Holzspan halten. Als es zubiss, ließ ich es fallen. Es waren schließlich noch mehr Streichhölzer da, die für mich brennen würden.

Es waren aber auch noch Grablichter da. Im Karton daneben. Und im dritten Karton lagen Grablampen, in die man Grablichter stellen konnte, die mit Hadatschky-Streichhölzern zu entflammen waren.

»Und wenn du glaubst, es geht nicht mehr, dann geht's gerade ziemlich sehr«, machte ich mir Mut.

Inzwischen hatte ich es ganz gemütlich. Soweit man eben von Gemütlichkeit reden kann, wenn man im Sarglager eines zweifelhaften Bestattungsunternehmers eingesperrt ist. Nur an Mama und Papa durfte ich nicht denken. Die beiden machten sich bestimmt Sorgen um mich. Und Sarah Lucia und Melanie, die hockten jetzt auch nicht mehr im Eiscafé, um auf meinen Bericht zu warten. Dass ich gekniffen hätte, würden sie annehmen, dass ich zu feige war, meinen Auftrag zu erledigen.

Die Fässer von Pietät Hadatschky, da drüben standen sie. Und verbargen ihr Geheimnis …

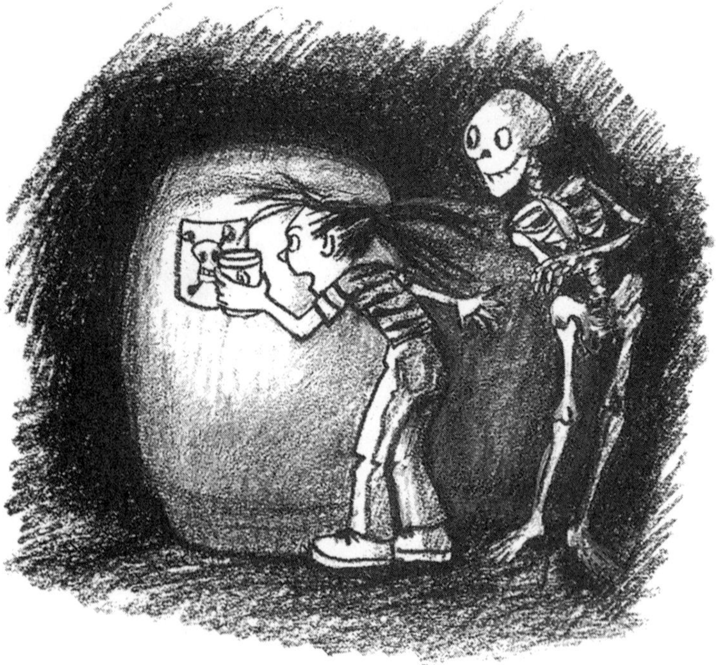

Nicht ganz. Ich beguckte mir die Riesenbüchsen aus der Nähe.

»Also doch!«, zischte ich durch die Zähne.

Auf den Fässern prangten Totenköpfe. Wie auf meinem Bild vom Kinderkunsttag! Ich hatte also richtig vermutet: In den Dingern war Gift, Chemieabfall, Sondermüll oder ähnlicher Kram! Jedenfalls gefährliches Zeugs, das hier nichts zu suchen hatte.

»Liegst du in Hadatschkys Sarg, ist das Totsein ziemlich arg«, reimte eine vertraute Stimme.

Ich drehte mich um.

»Schepper! Ich bin ja so froh, dass du gekommen bist!«, rief ich. Jetzt erst merkte ich, wie alleine ich hier gewesen war. Ich humpelte auf ihn zu und umarmte ihn: »Mein lieber, bester Schepper!«

»Pass ein bisschen auf«, stöhnte er, »du brichst mir noch das Schlüsselbein. Ein morsches Gerippe ist keine deutsche Eiche.«

»Woher wusstest du, dass ich hier bin?«

»Na ja, ein paar Vorteile hat es schon, wenn man tot ist«, meinte Schepper. Er sah sich um. Seine Finger glitten prüfend über einen Sargdeckel.

»Besser als meine Kiste, das Ding«, sagte er.

Schepper schwang sich auf ein rotbraunes Lackmöbel mit protzig vielen Messingbeschlägen. Rittlings nahm er darauf Platz und zeigte auf die Fässer gegenüber. »Trägt Hadatschky dich zu Grab, macht die Umwelt auch bald schlapp.«

»Dass da Chemikalien drin sind, habe ich mir auch schon gedacht«, sagte ich. »Aber was macht Hadatschky damit?«

Schepper tippte sich gegen die Stirn: »Überleg doch mal. Berg & Sohn müssten eine Menge bezahlen, um das Zeug anständig loszuwerden!«

Ich setzte mich Schepper gegenüber auf den gelackten Sarg.

»Du meinst, Hadatschky packt Giftmüll zu den Toten in die Särge?«

Schepper nickte. »Sieht so aus. Mit uns kann man's ja machen. Wir sagen ja nichts mehr. Normalerweise sagen wir nichts mehr. Also rein mit dem Dreck in die Kiste,

Deckel drauf und feierlich eingebuddelt. In den nächsten zwanzig Jahren guckt da keiner hin.«

»Aber vorher«, rief ich empört, »vorher müssten die Angehörigen doch mitkriegen, was Hadatschky in die Särge tut!«

»Wie denn?«, fragte Schepper. »Die meisten haben keine Lust, sich ihre Toten noch mal anzuschauen. Die wollen ihre Leute so in Erinnerung behalten, wie sie lebendig aussahen, sagen sie. Feigheit vor dem Tod! Und was die paar anderen angeht, es gibt genug Möglichkeiten, den Mist im Sarg zu verstecken. Kopfkissen, Decken, Matratzen. Und darunter passt auch was. Hauptsache, die Truhe sieht von außen edel aus!«

Ich stellte die Zehen in die Messinggriffe rechts und links des guten Teils, auf dem wir beide hockten, und klapperte kräftig, Metall auf Massivholz. Und Schepper trommelte dazu mit Fuß- und Fingerknöcheln auf den Sargdeckel. »Wenn kein Hahn nach dem Müll mehr kräht, ist das Hadatschkys Pietät!«

Eine Weile schimpften wir uns die Seelen frei. So eine Gemeinheit! Elende Umweltschweinerei! Lug und Betrug! Und dann riss ich die Verpackung eines der *letzten Hemden* auf, die ordentlich eingeschweißt in dem Regal lagen, aus dem ich die Grablichter genommen hatte.

»Und so was nennt sich Hemd! In dem knappen Operationsfrack wird man in die Ewigkeit entlassen!«

»Vor ein paar tausend Jahren«, sagte Schepper, »da hat man die Toten anders auf die Reise geschickt. Mit riesigen Schätzen und Lebensmittelvorräten.«

Mein Magen knurrte. Ich dachte plötzlich an eine Pfanne voll Bratkartoffeln und Speck.

»Können wir nicht abhauen?«

»Ich könnte«, sagte Schepper, »du nicht. Die Tür ist zu. Und durch das Zwergenfenster da drüben würdest du erst passen, wenn du, sagen wir mal, acht Wochen lang gehungert hast.«

»Schöne Aussichten«, stellte ich fest, »mein Magen hängt mir jetzt schon in den Schuhen.«

»Ist der Magen erst mal weg, dann vergeht die Lust auf Speck«, antwortete Schepper.

Ich stöhnte. »Sehr seltsam ist so ein Gerippe, es ähnelt einer Quasselstrippe«, setzte ich an. »Es sehnt sich nicht nach guter Küche, stattdessen reimt es flotte Sprüche.«

Schepper klopfte Beifall. »Wir sollten es uns ein bisschen bequem machen, findest du nicht? Im Liegen reimt es sich noch viel besser.«

»Bequem machen? Hier?«

»Die Nacht ist lang«, Schepper guckte in einen Sarg, von dem man den Deckel abgenommen hatte, »die Knochen müde.« Gleich darauf sprang er hinein und streckte sich, sich wohlig räkelnd, aus. »Worauf wartest du noch? Die Kiste ist gut gepolstert und bietet reichlich Platz für drei von unserer Sorte.«

»Ich weiß nicht«, zögerte ich. Irgendwie war mir mulmig bei dem Gedanken, in so ein Totenbett zu steigen. Schepper schlug die Beine übereinander und wackelte mit dem Kopf. »Sie weiß nicht, sie weiß nicht …«

»Ich hab noch nie …«

»Weiß ich, weiß ich«, sagte Schepper.

»Meinst du …?«

»Bleib ruhig draußen«, erwiderte Schepper. Er verschränkte die Arme unter dem Schädel und starrte auf das Spiel von Licht und Schatten, das die Kerzen in den Grablampen an die Decke warfen. »Ach, du lieber Scheibenkleister, da lachen selbst die dümmsten Geister«, sagte er dann, »Marie hat Mut wie ein Matrose, sie macht sich lieber in die Hose …«

»Kannst aufhören mit dem Gequatsche!« Mit einem Bein stand ich bereits bei Schepper in der Kiste. Das zweite folgte. Ich rutschte auf den Po.

»Stell dir einfach vor, es ist ein Sofa mit Lehnen an allen vier Seiten«, meinte Schepper.

»Ist es was anderes?«, fragte ich.

Statt irgendeinen neuen Blödsinn zu erfinden, richtete Schepper sich auf. »Hast du gehört, was ich gehört habe?«

»Ich höre nichts, ich sehe nichts, ich ruhe mich auf meinem neuen Sofa aus.«

»Ich habe es genau gehört. Mäusefiepen! Das war Mäusefiepen!«

»Reg dich nicht auf«, sagte ich, »Hadatschkys Gehilfe kauft morgen Fallen.«

»Mäusefiepen? Fallen kaufen? Und ich soll mich nicht aufregen?« Schepper bibberte am ganzen Körper.

Ich legte die Ellbogen auf die Sofalehnen rechts und links. »Klappern Tote mit den Rippen, musst du stets auf Mäuse tippen.«

Es hatte ihm die Sprache verschlagen. Schepper sagte

kein Wort mehr, aber seine Augenhöhlen schienen sich aufs Doppelte zu weiten.

»Nur ein Mäuschen«, versuchte ich ihn zu beruhigen, »ein winzig kleines Tier mit Knopfaugen …«

Jetzt schlugen auch noch seine Zähne aufeinander. In einem immer rasanter werdenden Tempo.

Ich beugte mich vor und nahm seinen Kopf zwischen meine Hände. »Vor Elefanten fürchtest du dich nicht, stimmt's?«

Schepper deutete ein Nicken an.

»Stell dir vor, hier ist bloß ein Elefant«, sagte ich so bestimmt wie möglich. »Bloß ein dicker grauer Elefant mit Rüssel und Stoßzähnen.«

Ganz langsam ebbte Scheppers Schlottern ab. »Habe ich dir eigentlich schon erzählt«, sagte er dann mit heiserer Stimme, »dass mein Vater Elefantenjäger war, genau wie mein Großvater …?«

Alles Birne!

Zuerst war alles ein Tohuwabohu. Ich wusste nicht, wo ich war und was die Leute von mir wollten, die ihre Taschenlampen auf mich gerichtet hatten. Wo kamen die auf einmal her? Und warum machten die so einen Lärm?

»Die vermisste Person liegt in einem Sarg und schläft«, sagte einer.

»Man denkt, man hat schon alles erlebt, aber es gibt immer noch was Neues«, sagte ein anderer.

Ehe ich mich dagegen wehren konnte, wurde ich hochgehoben und weggetragen. So ein Mist! Ich hatte nicht die Absicht, mich von wildfremden Männern verschleppen zu lassen. Ich trat um mich und versuchte, den Kerl, der mich an sich drückte, zu beißen.

»Ist ja gut!«, wiederholte der immer wieder. »Es ist alles vorbei!«

»Überlassen Sie das Kind mir«, mischte sich eine Frau in unseren Kampf ein.

Die kannte ich doch. »Doris!«, schrie ich, »Doris, hilf mir!«

»Merken Sie nicht, dass Sie ihr Angst machen!?«, rief Doris.

Mir gelang ein gezielter Schlag auf die Nase meines Entführers. Dann landete ich auf meinen zwei Beinen. Und gleich darauf in den Armen von Doris.

Dass ich mehr Mumm in den Knochen hätte als mancher Junge, sagten die Ganoven, die mich aus Hadatschkys Sarglager geholt hatten, später. Der, dem ich die Nase poliert hatte, war am meisten von mir beeindruckt. Den Leuten von der Zeitung erzählte er sogar, ich sei ein Mädchen, das weder Tod noch Teufel fürchtet.

Im Gegenzug habe ich mich bei ihm entschuldigt. Weil er in Wirklichkeit kein Ganove, sondern mein Freund und Befreier war. Im Dunkeln und weil alles so überraschend schnell gegangen war, hatte ich die Polizeiuniform nicht erkannt.

Mama sagt, sie hätte niemals in ihrem ganzen Leben so viel Angst gehabt wie an dem Abend, als ich nicht nach Hause kam. Papa sei erst böse auf mich gewesen, aber dann sei es immer später geworden, und ich war noch nicht da. Weiß wie Kreide und ein bisschen grau wie die Asche aus seiner Pfeife sei Papas Gesicht geworden, von Stunde zu Stunde mehr.

Dann haben die beiden bei Melanies Eltern angerufen. Melanie war schon im Bett, und ihre Eltern schimpften, dass sie auch nicht pünktlich daheim gewesen war. Über mich wussten sie nichts.

Schließlich hat sich Papa auf den Weg zum nächsten Polizeirevier gemacht, um eine Vermisstenanzeige aufzugeben.

Pustekuchen, hieß es da, das Kind ist keine vierundzwanzig Stunden *abgängig*. Wenn man alle Kids suchen wollte, die ein wenig ausbüchsen, hätte man eine Menge mehr zu tun, als jetzt schon nicht ginge.

Melanie sagt, ihre Eltern hätten sie nach dem Anruf von meinen Eltern geweckt. Erstens war sie sauer auf ihre Eltern, weil die sie zu Stubenarrest verdonnert hatten, zweitens würde sie nie eine Freundin verraten. Drittens gab es nichts zu verraten, weil sie keinen blassen Schimmer davon hatte, was mir inzwischen so alles eingefallen sein könnte.

Viertens ist Melanie, nachdem ihre Eltern sich ins Schlafzimmer verzogen hatten, heimlich aufgestanden und ins Wohnzimmer ans Telefon geschlichen, um mit Sarah Lucia zu sprechen.

Sarah Lucia sagt, sie hätte sowieso noch nicht geschlafen, weil sie über so vieles nachzudenken hatte, als Doris sie ans Telefon holte. Als sie erfuhr, dass ich nicht nach Hause gekommen war, hat sie sich entschlossen, Aldo und Doris alles zu erzählen, den ganzen Kram von Hadatschkys Fässern, Berg & Sohn, unseren Plan. Wie der Pförtner die Uhrzeit nicht sagen wollte und Sarah Lucia trotzdem ungesehen an ihm vorbeikrabbelte. Wie Hadatschkys schwarzer Kombi in die hinterste Ecke des Werksgeländes schlingerte …

Aldo war es, der die Polizei dazu brachte, bei Pietät Hadatschky nach mir zu suchen. Bei der Gelegenheit könnte man auch gleich klären, wozu ein Bestatter Fässer aus einem Chemieunternehmen benötige. Die Sache sei doch ziemlich merkwürdig, und womöglich sei *Gefahr im Verzug* (das bedeutet, dass sich eine gefährliche Situation zusammenbraut, weshalb es eigentlich heißen müsste *Gefahr im Anzug*).

So war es zu meiner Befreiung gekommen und alle hätten glücklich und zufrieden sein können. Mir war schließlich nichts passiert, die Polizei hatte die Giftfässer aus Hadatschkys Sarglager beschlagnahmt und die Umwelt war gerettet. Das erklärte ich auch Mama und Papa, die einen Mordsaufstand machten.

Der Typ aus dem Märchen vom Teufel mit den drei goldenen Haaren hatte zur Belohnung ein ganzes Königreich samt Prinzessin und Superschloss mit dreitausend Zimmern oder so bekommen. Bei uns war das anders: Mama heulte und Papa wiederholte immerzu, dass ich *so etwas* nie wieder tun dürfte.

Ich war froh, dass Doris und Aldo mitgekommen waren. Doris ging in die Küche und machte Tee. Für die blank polierten Nerven, sagte sie. Und Aldo klopfte Papa auf die Schulter. Papa brauche sich um mich keine Sorgen zu machen, ein Mädchen, das sich nicht davor fürchtet, eine Nacht in einem Sarglager zu verbringen, würde notfalls auch den Teufel in die Flucht schlagen.

Er habe keine Angst davor, dass einer mit Hörnern und Pferdefuß mir etwas tun könnte, behauptete Papa, ihm genügten die ganz normalen menschlichen Teufel, denen man nicht ansieht, wer sie sind.

Und Aldo sagte, genau die hätte er gemeint.

Mama schnäuzte sich die Nase. Ob ich die Fässer berührt hätte, wollte sie auf einmal wissen. Und dann bestimmte sie, dass ich so schnell wie möglich in ein Krankenhaus müsste. Ich könnte schließlich vergiftet oder verstrahlt sein …

In dem Moment klingelte das Telefon. Papa nahm ab.

»Die Polizei…«, flüsterte er zu uns rüber.

Doris kam mit dem Tee und Tassen aus der Küche.

»Mmmh«, sagte Papa, »mmmhhh.«

Doris goss Tee ein.

»Danke, dass Sie uns gleich benachrichtigt haben.«

Papa legte den Hörer auf und ließ sich in seinen Lieblingssessel plumpsen.

Er starrte an die Wohnzimmerdecke und wir starrten ihn an. Um Papas Mundwinkel zuckte es. Plötzlich brach er in ein Gelächter aus, dass die Wände hätten wackeln müssen. Stattdessen wackelte der Sessel. Mama dachte wohl, jetzt wäre er ganz durchgedreht.

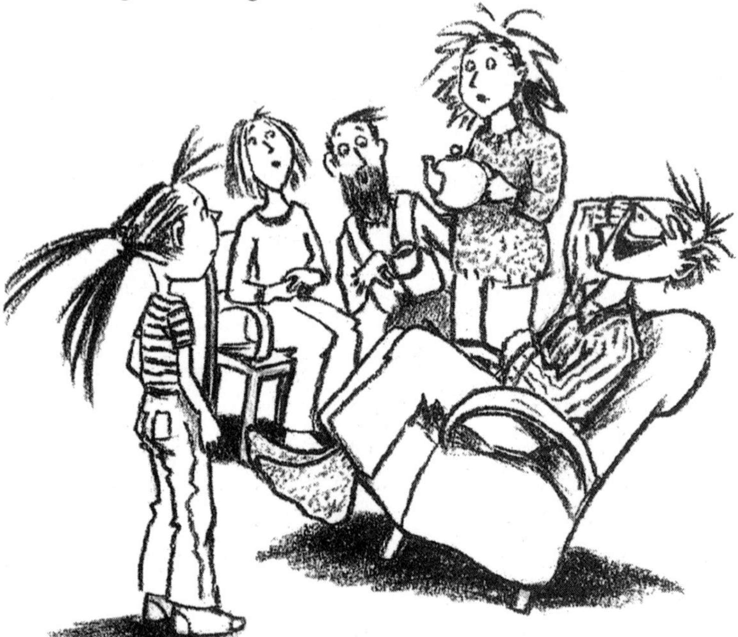

»Du sagst sofort, worüber du dich halb totlachst!«, verlangte sie.

»Birnen!«, Papa schlug sich auf die Knie, »Birnen!«

»Was für Birnen?«

»William Christ!«, Papa konnte sich noch immer nicht beruhigen. »Oder Helene? Birnen ...«

Es dauerte eine Weile, bis wir genauso schlau waren wie Papa.

In den Fässern, die von der Polizei untersucht worden waren, befanden sich Birnen. Aber nicht, weil Pietät Hadatschky sich Herrn von Ribbeck auf Ribbeck im Havelland zum Vorbild genommen hatte. Das hätte er tun können, weil seine Oma eine Wiese mit ganz vielen Birnbäumen am Stadtrand besaß. Nur verschenkte sie die nicht, sondern machte Saft aus den Früchten: Birnensaft, Birnenkompott, Birnengelee und Birnenschnaps. Die Sachen verkaufte sie, um ihre Rente aufzubessern.

»Warum?«, fragte Doris: »Warum hat der Hadatschky die Birnen in Giftmüllfässern von Berg & Sohn transportiert?«

»Weil sein Gehilfe einen Schwippschwager hat, der bei Berg & Sohn arbeitet«, antwortete Papa. »Dieses Jahr war die Ernte besonders gut. Da hatten Hadatschkys Probleme, alles heimzuschaffen. Die Fässer haben sie ...« Papa machte eine Drehbewegung mit dem Handgelenk.

»Birnen?« Mama schien immer noch verwirrt. »Aber die Fässer waren doch sauber?«

»Funkelnagelneu«, sagte Papa.

»Wir sollten Hadatschkys Birnenschnaps demnächst mal in unserem Garten probieren«, schlug Aldo vor.

»Wir alle?!«, rief ich.

»Du nicht«, sagte Papa, »du trinkst in Zukunft Birnensaft. Bis er dir aus den Ohren läuft.«

Zum Schluss: Beluftigung

Obwohl es gerade erst hell wurde, merkte man, dass es ein schöner, warmer Sommertag werden würde. Die Straßen waren noch leer gefegt und die Blüten der Blumen in den Vorgärten geschlossen. Zugezogene Vorhänge, herabgelassene Jalousien in den Fenstern flüsterten meinen Schritten auf dem Pflaster zu: Psssshhh, leise, man schläft. Selbst die Autos, die am Straßenrand parkten, schienen irgendwie verpennt.

Eingemauert und verlassen fand ich den Alten Friedhof vor, das Eingangstor zugesperrt. Es war nicht besonders hoch und deshalb auch kein Problem für mich, ich kletterte einfach rüber.

Auf dem Weg zu Scheppers Grab kam ich an dem Platz vorbei, auf den die Friedhofsgärtner ihren Abfall warfen. Das bunte Holzkreuz lag dort. Diesmal nahm ich es nicht mit mir. Wenn alles so klappte, wie ich es mir ausgedacht hatte, würde Schepper es nicht mehr brauchen.

»Raus aus den Federn!«, rief ich, als ich die Kindergräber erreichte. »Heute ist Reisetag!«

Schepper, der Faulpelz, ließ sich Zeit. Egal, ich hatte ja noch zu tun. Ich setzte mich auf die Bank neben der Wasserstelle und kramte Luftballons und Schnüre aus meiner Jackentasche.

Wie hieß der Spruch von Papa noch? Immer tief Luft holen, wer ordentlich Luft holt, gibt seinem Gehirn die Möglichkeit, alles an seinen Platz zu bringen. Ich pumpte meine Lungen voll und blies die Backen auf. Vor meinen Augen wuchs ein kugelrunder roter Ballon.

»Blaue sind schöner«, sagte Schepper.

Ich mühte mich damit ab, einen Knoten in den Luftballonhals zu binden. »Hör mal«, sagte ich, »hier liegen rote, grüne, gelbe und blaue Gummitüten. Wenn du mir schon nicht beim Aufblasen hilfst, solltest du wenigstens nicht rummeckern.« Ich befestigte eine Schnur an meinem roten Ballon und band das andere Ende um Scheppers Handgelenk. »Meinst du, ich finde Birnensaft toll? Ich werde ihn trotzdem trinken müssen. Weil Hadatschkys so viele Unannehmlichkeiten hatten wegen uns.«

»Wegen uns?«, fragte Schepper.

»Du hast doch auch geglaubt, dass Giftmüll in den Fässern ist!«

»Hätte ja sein können«, meinte Schepper trotzig. »Ist alles schon vorgekommen. Die von der Polizei haben das selbst gesagt. Und die Verpackung von dem Totenhemd, die habe *ich nicht* aufgerissen. Das warst *du* und deshalb kannst du deinen blöden Birnensaft …«

»Ruhe! Jetzt kommt ein blauer Ballon!«

»Gibt's in der Truhe keine Ruhe, macht sich die Seele auf die Schuhe.« Immer musste Schepper das letzte Wort haben.

Eine Weile sagten wir beide nichts. Ich nicht, weil man schlecht reden und gleichzeitig Luftballons aufblasen kann.

Und Schepper nicht …

Weil er längst nicht mehr neben mir saß?

»Wo bist du?«

Endlich suchten meine Augen ihn auch am Himmel.

Dort schwebte er, die bunten Ballons über sich, und wurde kleiner und kleiner. Die Vögel, die auf dem Friedhof wohnten, setzten auf einmal zu einem großen Konzert an.

»Mach's gut, Schepper!«

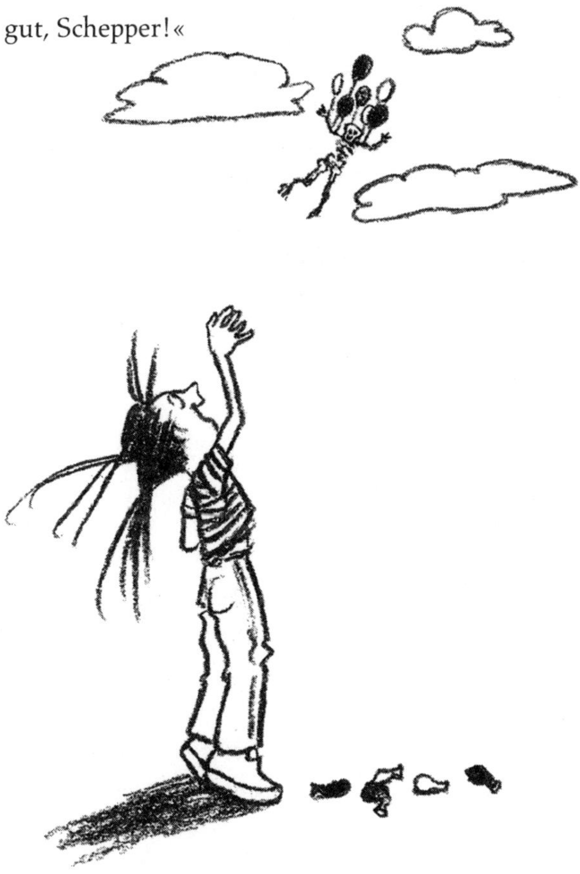

Dumm gelaufen

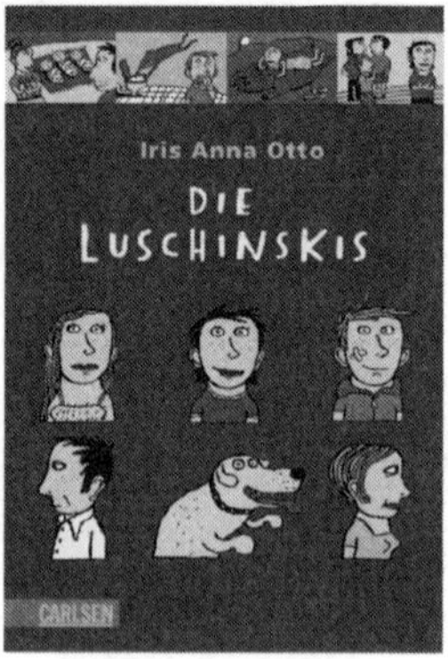

Iris Anna Otto
Die Luschinskis
ca.292 Seiten
Gebunden
ISBN 3-551-58081-1

Stufe 3 auf der Erschütterungsskala im Haus Kuschinski: Ruth hat ihre Mutter beim Techtelmechtel mit dem Zahnarzt Werner Wald erwischt. Bruder Ben wird von Wolf-dem-Würger vermöbelt und Monalena ist drauf und dran, ihre Fans als Teenie der Woche in der Big-Mama-Fernsehshow zu vergraulen. Hund Ouzo hat eine Knoblauchfahne und nur Ruth muss sich mit ihrer ersten großen Liebe herumschlagen ...

CARLSEN

Monika Feth

Familienbande

ab 10

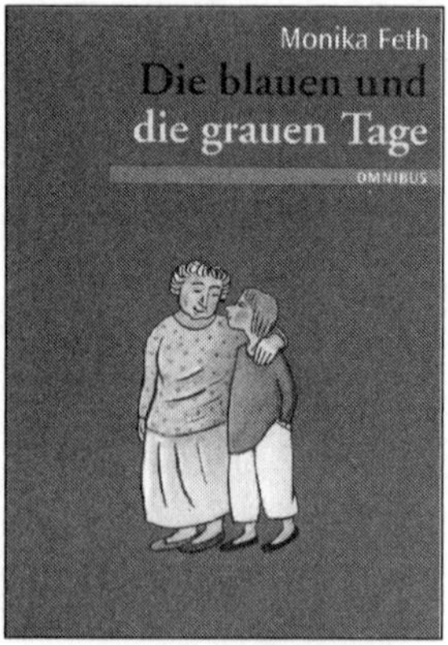

Die blauen und die grauen Tage
192 Seiten
C. Bertelsmann
ISBN 3-570-12407-X

Die blauen und die grauen Tage
192 Seiten
OMNIBUS 20542

Evi ist glücklich, als Oma bei ihnen einzieht. Mit ihr ist alles viel schöner und gemütlicher. Evi versteht gar nicht, warum die anderen behaupten, Oma sei »verwirrt«. Doch dann verschwindet Oma und kann sich hinterher an nichts erinnern. Muss sie jetzt ins Altenheim? Evi will das unbedingt verhindern.

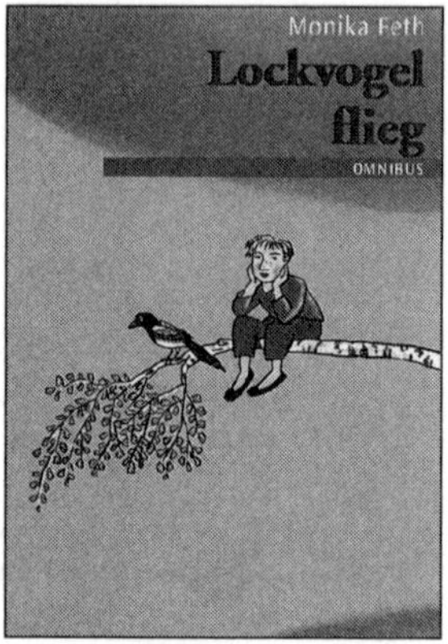

Lockvogel flieg
224 Seiten
OMNIBUS 20661

Dole könnte rundum glücklich sein, wäre nicht ihr Bruder Freddy im Streit mit dem Vater ausgezogen. Alle Verwandten von Dole sind nämlich von Beruf Taschendieb, doch Freddy weigert sich, in ihre Fußstapfen zu treten. Dole dagegen hält sich an die Spielregeln – bis sie Jonas trifft und Jonas Vater ist Polizist.

OMNIBUS
5047
www.omnibus-verlag.de

C. Bertelsmann JUGENDBUCH
www.bertelsmann-jugendbuch.de